70歳からの人生を豊かにする

筋トレ

日本体育大学教授
岡田 隆

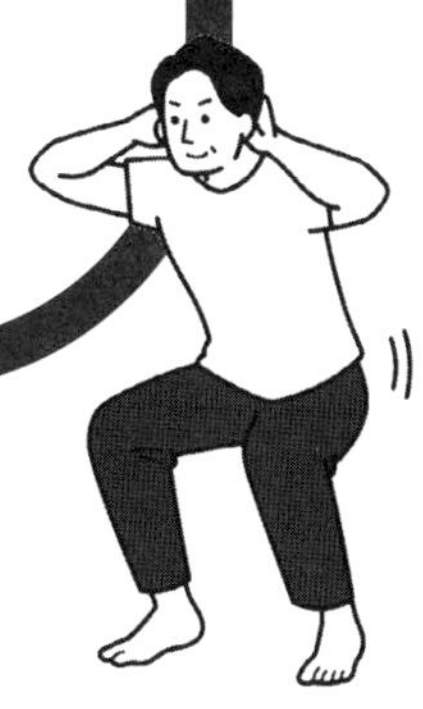

高橋書店

はじめに

筋力トレーニング（筋トレ）が流行の兆しを見せて久しいですが、若い人の筋トレやフィットネスの参加者は、今も増加傾向にあります。また、ここ数年は、新型コロナウイルスの感染拡大による運動不足や肥満傾向が、そのブームに拍車をかけました。

ただ、若い人たちは筋トレをしなくても元気ですし、生きていくことができます。本当にやらなければならないのは、定年を迎えて第二の人生を歩み始める方や、加齢によって体の衰えを感じている方です。

実際に、高齢者の生活の不安における調査では、「健康や病気のこと」が58・9％と最も多い回答となっています（健康長寿ネットより）。ところが、該当する60〜70代のトレーニング人口は、さほど増えていません。

長生きしたとしても、健康とはほど遠く、自力で歩けない生活を送るのでは、豊かな人生とはいえません。健康寿命をいかに長引かせることができるかが、人生をフルに楽しむための重要なポイントとなります。

万病を防ぐにはまず筋肉から。健康を維持するためには、筋トレをはじめとする体操など、体を動かすことがいちばん重要です。

本書には、体の弱化がより顕著になる70代からの人生をより豊かにするために、ケガや病気とは無縁の生活を送れるような体づくりの知識を詰め込みました。筋トレの正しいやり方、それを加速させる食事と睡眠の正しいとり方、さらに、それらを遂行するためにはモチベーションが欠かせませんから、筋トレの利点についても説明しています。

自分の体を守るのは自分しかいません。そして世の中には自分の体を守れる科学的根拠や実体験がたくさんあります。できる範囲で構わないので、筋トレをハードルの高いものと思わず、ぜひ取り組んでください。

岡田　隆

Contents 目次

第1章 70歳からの体の変化

第2章 筋力トレーニングの重要性

第3章

筋力トレーニング（実践）

第4章
食事と睡眠で健康をつくる

執筆協力／森永裕子　イラスト／ミツキ　デザイン・DTP／アート・サプライ（山﨑恵）　校正／鷗来堂

第1章

70歳からの体の変化

いつまでも歩けると思ってはいけません！

大前提として、筋肉は加齢とともに減っていくものだと理解する必要があります。筋肉量が減れば、筋肉によって活動する機能も低下します。筋肉が出せる力は、筋肉量と比例するのです。

つまり、筋肉が減る＝歩く・動く能力が落ちるということです。この現象は誰にでも起こるものであり、知らず知らずのうちに機能は低下しています。「私はまだ大丈夫！」と思っているみなさん、若い頃と同じように動けているでしょうか。歩くことはできるかもしれませんが、それは、歩行があまり筋肉を使わない効率のいい動きだからにすぎません。速く動く、跳ぶなどを想像してみてください。なんの対策もせずに年をとれば、筋肉量は落ちていく一方です。歩くことさえきつくなってきた頃には手遅れだといえるのです。

性別・年齢ごとの体重および筋肉量

（日本老年医学会雑誌第 47 巻1号「日本人筋肉量の加齢による特徴」表1, 2010 より改変）

性別・年齢層		体重（kg）	筋肉量（kg）	
			下肢	全身
男性	18 ～ 24 歳	64.2	20.7	52.5
	25 ～ 34 歳	68	19.8	52.6
	35 ～ 44 歳	70.4	19.8	53.6
	45 ～ 54 歳	68.9	19	52.7
	55 ～ 64 歳	67.1	17.7	50.6
	65 ～ 74 歳	62.8	16.1	47.5
	75 ～ 84 歳	58.2	14.6	43.9
	85 歳以上	55.4	13.4	40.2
女性	18 ～ 24 歳	51.9	14.5	36.4
	25 ～ 34 歳	52.9	13.7	36.4
	35 ～ 44 歳	52.9	13.4	36.6
	45 ～ 54 歳	53.5	12.8	36.4
	55 ～ 64 歳	52.3	11.9	35.2
	65 ～ 74 歳	52	11.2	33.9
	75 ～ 84 歳	50	10.4	32.4
	85 歳以上	44.5	9.4	30

男女とも全身の筋肉量は 35～44 歳をピークに下がっていく。また、歩行に重要な脚（下肢）の筋肉量は、18～24 歳がピークであることがわかる。

年齢ごとの筋肉量の低下

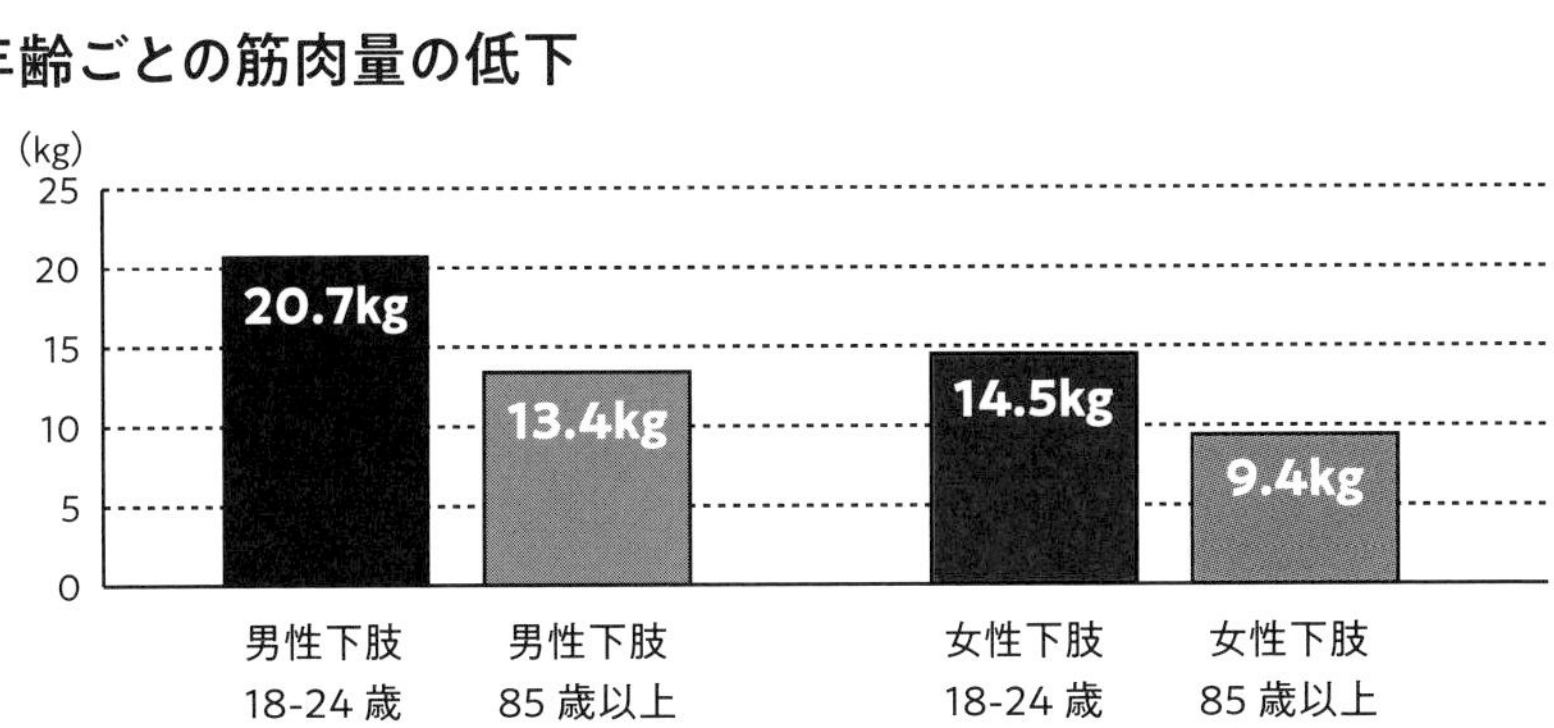

鍛えていれば若い人より強い。筋肉量と筋力を保とう

近年は「フレイル」「サルコペニア」「ロコモ」などの言葉をよく耳にします。いずれも筋力低下にともなう身体機能の低下が原因で起こるものです。筋肉量が減り、筋力も落ちることがいちばんの原因なのです。基本的な構造として、筋力があれば強く速く動けますが、弱いとそうはいきません。高齢の方の動きが遅いのはそのためです。動きが遅くなると生活範囲は狭まり、どんどん動かなくなってますます筋肉量が減ります。

一方、日頃から筋トレをする人は、年をとって筋肉量や筋力が落ちても、筋トレ習慣のない若者より強いことがわかっています。何歳からでも減った筋肉量や筋力を取り戻せますが、体が弱ってから筋トレを始められるかといえば、難しいもの。だからこそ、元気なうちに筋トレを始めることが大切です。

- **フレイル**
  …加齢により心身が老い衰えた状態
- **サルコペニア**
  …加齢による筋肉量の減少および筋力の低下
- **ロコモ（ロコモティブシンドローム）**
  …運動器症候群。運動器の障害のために移動機能が低下した状態

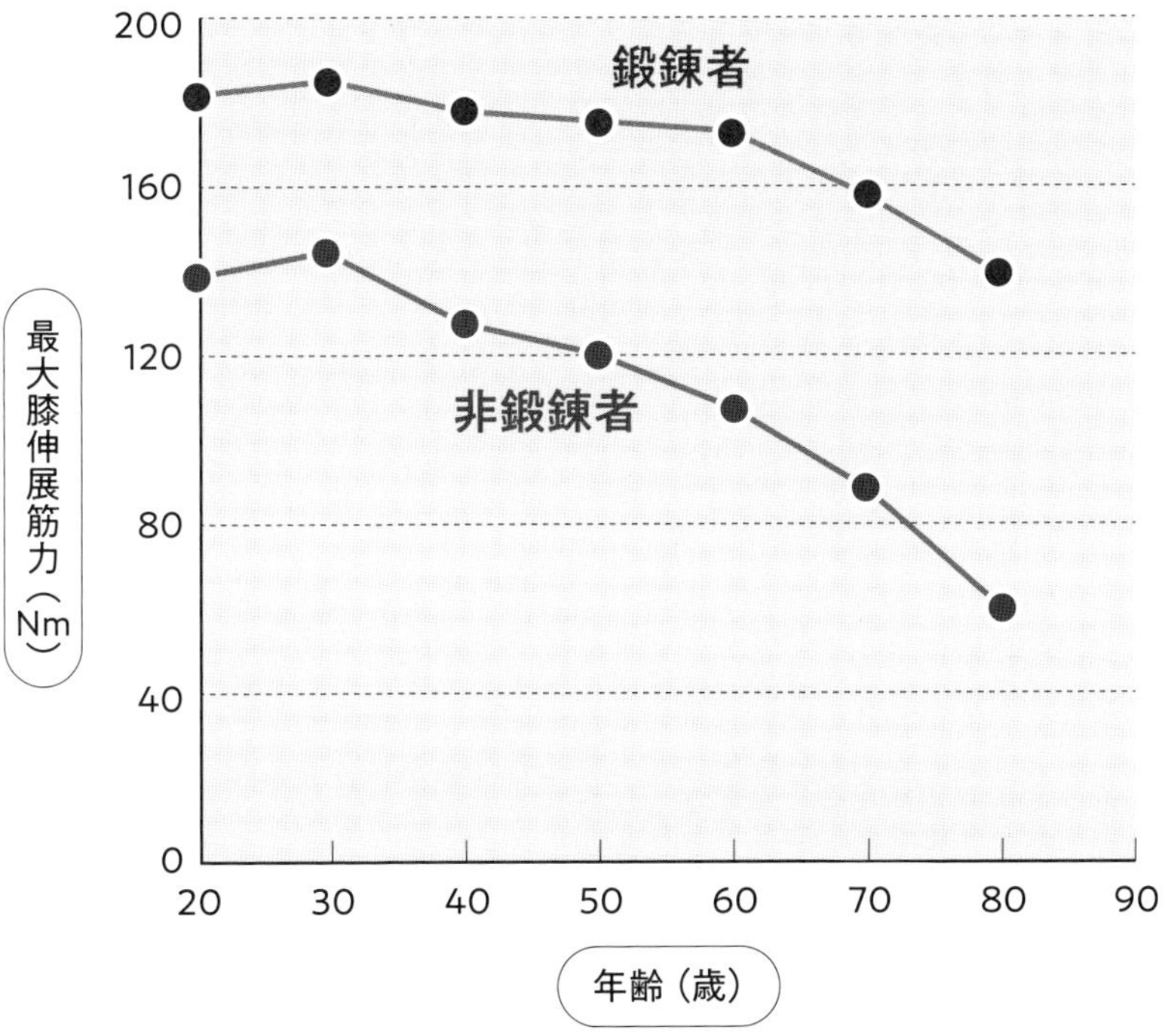

加齢に伴う最大膝伸展力の変化

（勝田茂「入門運動生理学」図の13.3, 2007）

立って歩くために重要な、ひざを伸ばす力の年齢による変化を示すグラフ。鍛えれば、健康寿命を超える80歳であっても、鍛えていない20歳の若者と同じくらい強くいられる。また、80歳では鍛えていれば鍛えていない人よりも2倍強くいられる。

「やせてうれしい」のは中年まで。筋肉の激減に要注意

「太ることは悪」という印象があるかもしれませんが、高齢者の場合は事情が異なります。11ページの表を見ると、男性は35～44歳で平均70・4kgあった体重が、85歳以上では55・4kgと、15kgほど落ちています。一方で全身の筋肉量は、35～44歳で53・6kg、85歳以上で40・2kgと、その差は13・4kg。つまり、減った体重のほとんどが筋肉であることがわかります。

やせるのは一概に悪いことではありません。過体重が適正体重になるのはいいことです。しかし、筋肉が減ってやせたのなら本末転倒です。筋肉量の減少にともなう筋力不足は、転倒や寝たきりのリスクを高めます。

若い頃の感覚で「やせてうれしい」というのは考えもの。高齢になってやせるということは、筋肉が減っているサインだと考えてください。

加齢にともなう筋肉量による体重減少の割合

男性

体重減少量＝15kg

全身の筋肉減少量＝13.4kg

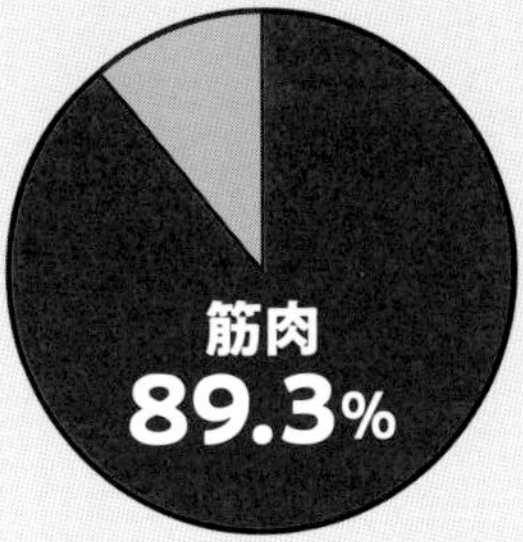

女性

体重減少量＝8.4kg

全身の筋肉減少量＝6.6kg

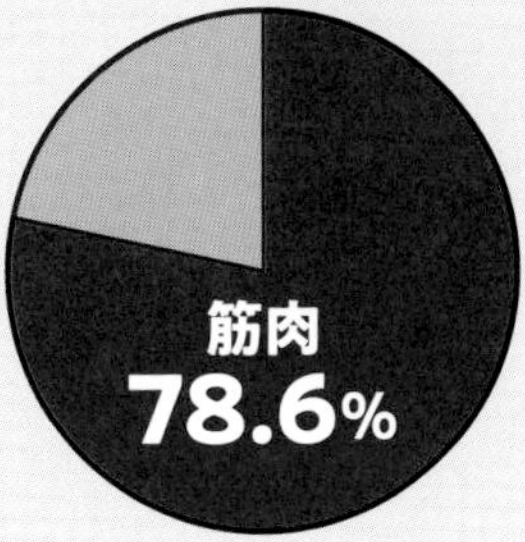

35～44歳と85歳以上の平均体重を比較すると、男性で15kg、女性で8.4kgの減少が見られる。男性は約９割が、女性は約８割が筋肉量の減少によるもの。不要な体脂肪が減っているわけではない。

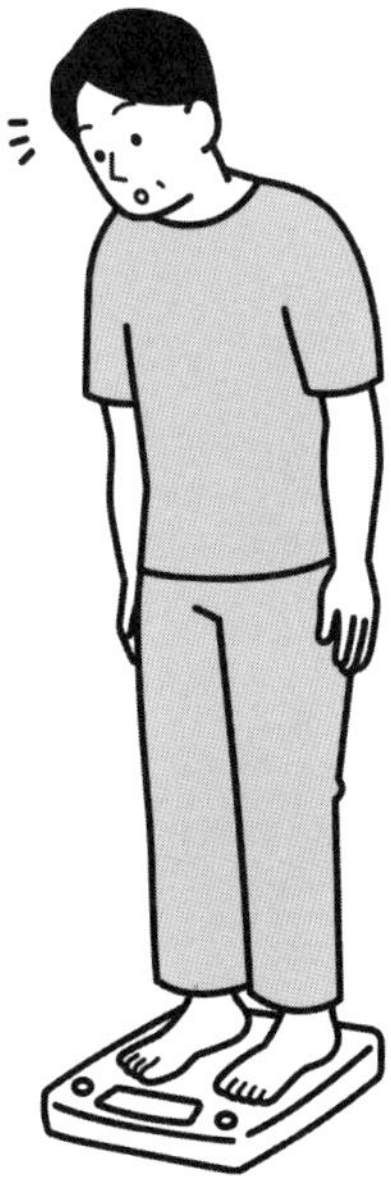

血圧と同じように定期的に体脂肪計で体重などを測るのがおすすめ。
重要なのは、筋肉量。体脂肪率が同じでも体重が減っていたり、体重は同じなのに体脂肪率が増えていたりする場合は、筋肉量が減っているので注意。

元気に動いて認知機能の低下を防ぐ

ヒトは言語を持つはるか昔から、助け合って生きてきたといわれています。現代でもヒトは社会をつくり、そのなかでつながっている限りは、誰かが手を差し伸べてくれます。ところが、社会とのつながりを断って孤独になると、誰も気づいてくれず、助けてもらえなくなってしまいます。また、人との関わりが減ると、脳への刺激が減って認知機能も低下します。

社会とのつながりの低下は、自分を窮地に立たせるリスクが高くなることを知ってください。社会とのつながりを断たないためには、自分の足で歩き、体を動かして人に会いに行くことが大切です。人と会って言葉を交わすことで脳を刺激し、認知機能の低下を防ぐこともできます。少しでも筋肉を強くして、いつまでも社会とのつながりを持てる体でいましょう。

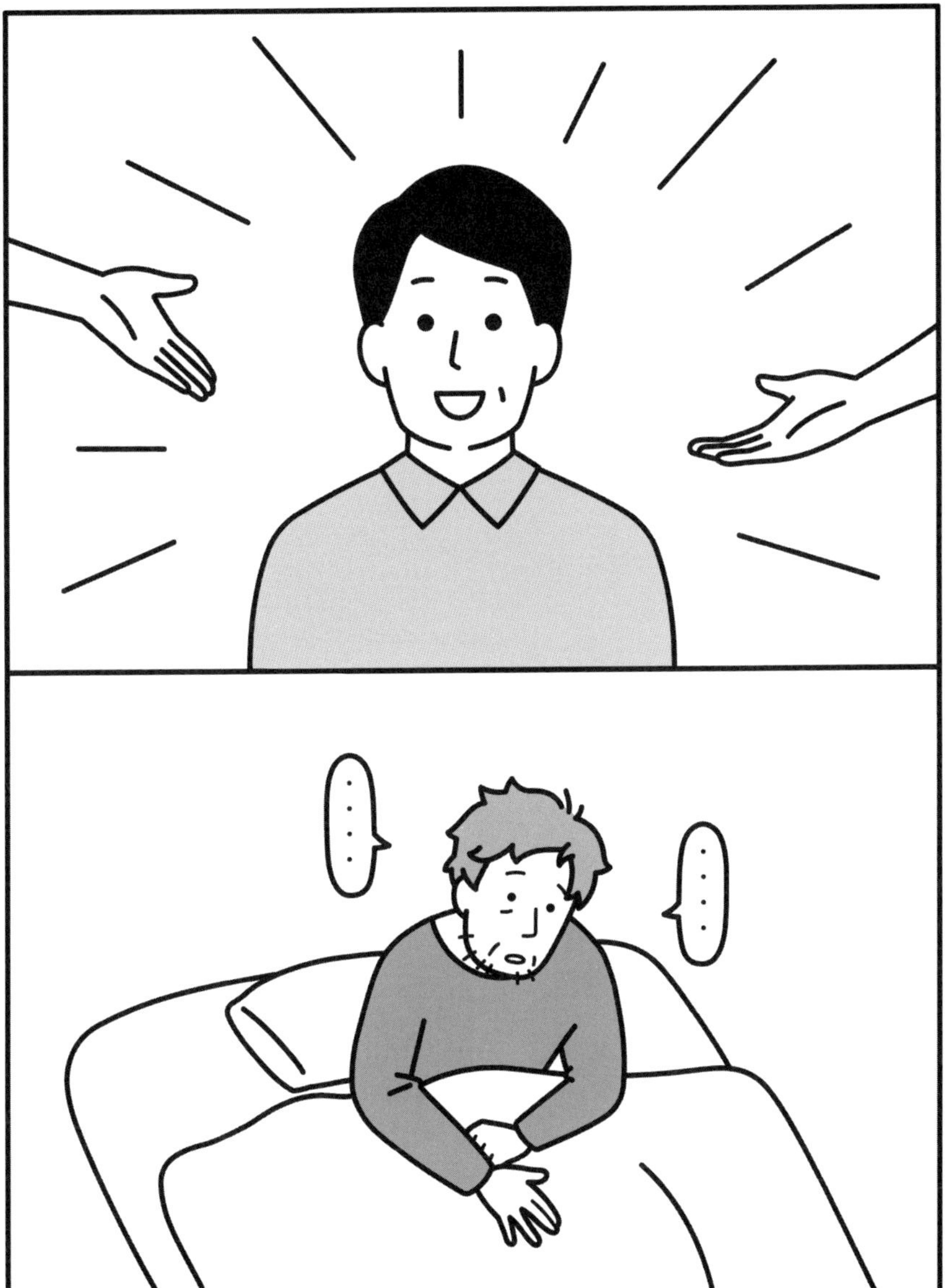

筋肉が減って歩きにくくなると、人と会う機会が減り、脳への刺激も減って、認知機能が保てなくなる。いつまでも自分の足で歩き、人とのつながりを持ち続けることが大切。

コラム❶

骨密度にも筋トレが重要

年齢と閉経に伴う骨量の変化

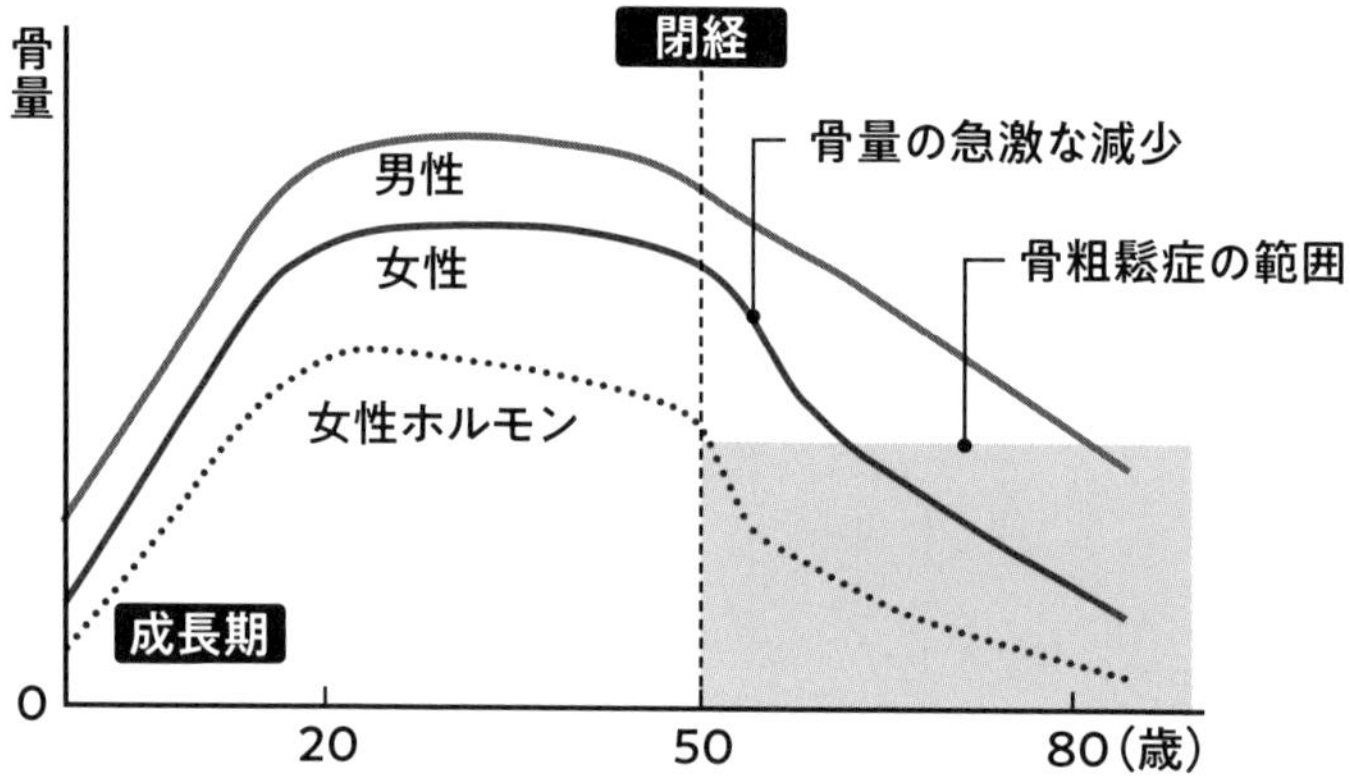

（折茂肇「骨粗鬆症 検診・保健指導マニュアル第2版」 P3）

加齢により骨密度や骨量も低下しますが、それを食い止められるのが筋トレです。筋トレは筋肉を伸び縮みさせて大きく強くする行為であり、筋肉がついている骨も同時に刺激して強くすることができるのです。特に女性は、閉経を境に骨量や骨密度が急激に減少します。閉経により女性ホルモン（エストロゲン）の分泌量が少なくなることが、その原因と考えられています。女性のほうが長生きで、それだけ多く歩くので、転倒するリスクが高まります。転んでも折れない骨をつくる、さらに転ばない足腰の筋肉をつくるために、早いうちから筋トレに取り組んでいただきたいと思います。

第2章

筋力トレーニングの重要性

健康な生活には「筋力」「柔軟性」「バランス」＋「持久力」

第1章で筋肉量や筋力の重要性について述べましたが、健康な生活を送るにはそれだけでは不十分です。

たとえば、歩くとき。脚を引き上げるには筋力はもちろん、柔軟性が必要です。また、必ず片脚になる瞬間があるので、バランスを保つことも大切です。このように、もっとも基本的な歩くという行為も、「筋力」「柔軟性」「バランス」がないと成立しません。つまり、この3点が健康な生活に重要な要素といえます。

さらに、いつまでも健康でいるためには「持久力」もつけるとよいでしょう。持久力があると、肺・心臓・血管などが元気なので、生命維持にとって大切な臓器の病気にもなりにくいというメリットもあります。

筋力・柔軟性・バランスのチェック

**片脚立ちで体をまっすぐにしたまま
靴下を履くことができますか?**

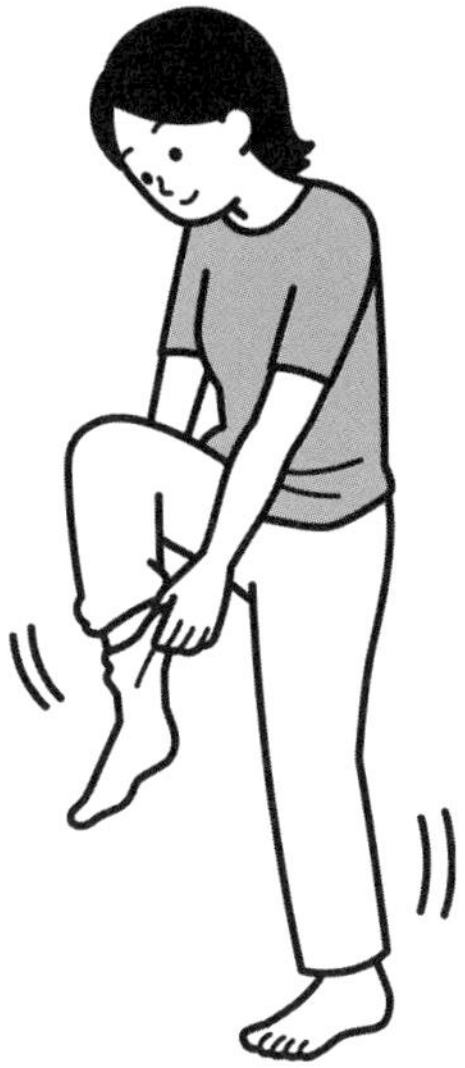

立ったまま靴下を履く動作で、筋力・柔軟性・バランスの3つをチェックできる。実際に靴下を履かなくても、かかとをタッチできるかどうかでもよい。上半身をなるべく丸めずに行うと、難易度を高くできる。

持久力のチェック

活動後の疲労度はどうですか?

ハイキングや旅行でたくさん歩いたときや、ウォーキングやジョギングをしたときに、以前に比べてきついと感じたり、疲れたりしているかどうかを振り返ろう。

要支援・要介護は筋トレで解決できる!?

２０１９（令和元）年の厚生労働省による国民生活基礎調査の「現在の要介護度別にみた介護が必要となった主な原因」を見ると、要支援者では関節疾患、高齢による衰弱、骨折・転倒が、要介護者では認知症、脳血管疾患、骨折・転倒が上位を占めています。そこから、要支援・要介護ともに、筋肉で解決できることがたくさんあるのではないかと提言できます。

もちろん、個別に見ていくと、筋トレでは解決が難しいケースもあります。しかし、関節疾患や衰弱、骨折・転倒、認知症、脳血管疾患といったカテゴリーで考えたときには、筋トレによるアプローチが有効でないものは、一つもありません。

このことからも、健康寿命の要は筋肉だといえるのです。

介護が必要となった主な要因は、筋トレで解決が可能!?

(厚生労働省「国民生活基礎調査」, 2019 より改変)

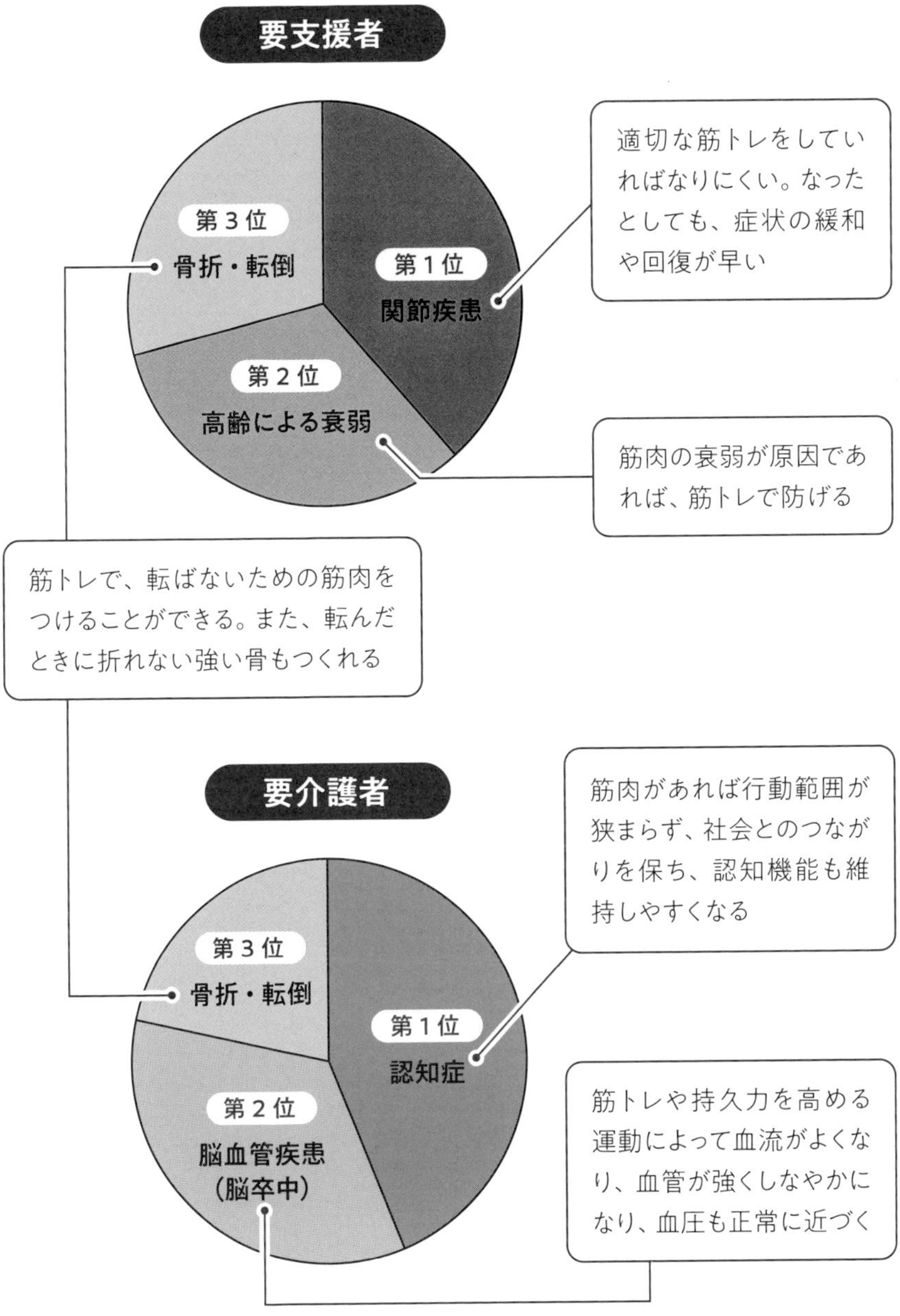
要支援者
第1位
関節疾患
適切な筋トレをしていればなりにくい。なったとしても、症状の緩和や回復が早い
第2位
高齢による衰弱
筋肉の衰弱が原因であれば、筋トレで防げる
第3位
骨折・転倒
筋トレで、転ばないための筋肉をつけることができる。また、転んだときに折れない強い骨もつくれる
要介護者
第1位
認知症
筋肉があれば行動範囲が狭まらず、社会とのつながりを保ち、認知機能も維持しやすくなる
第2位
脳血管疾患
(脳卒中)
筋トレや持久力を高める運動によって血流がよくなり、血管が強くしなやかになり、血圧も正常に近づく
第3位
骨折・転倒

何歳からでも筋肉はつけられる！

ある研究で、85～97歳（平均年齢89歳）の高齢者を対象に、3ヵ月間筋トレをしてもらった結果、ひざを伸ばす筋力が平均38％アップし、その筋力を支える太もも前の筋肉（大腿四頭筋）の面積が平均9・8％増えました。この結果が意味するのは、継続的な筋トレが筋肉量や筋力の低下を食い止めること、そして日本人の平均寿命をはるかに超えた人でも、その効果があるということです。何歳からでも筋肉はつきます。あきらめることはありません。

80～90代の人を対象に研究が行われるほど、研究者の間では筋トレと健康に深い関わりがあることが当然となっています。筋トレは若者がやるものではなく、一部の愛好家のものでもないのです。本書を手にとっていただいたみなさんにも、ぜひ筋トレへの意識を変えてほしいと思います。

85~97歳を対象とした強度の高いウエイトトレーニング12週間前後の筋力の変化（A.I.Kryger, J.L.Anderson, 2006より改変）

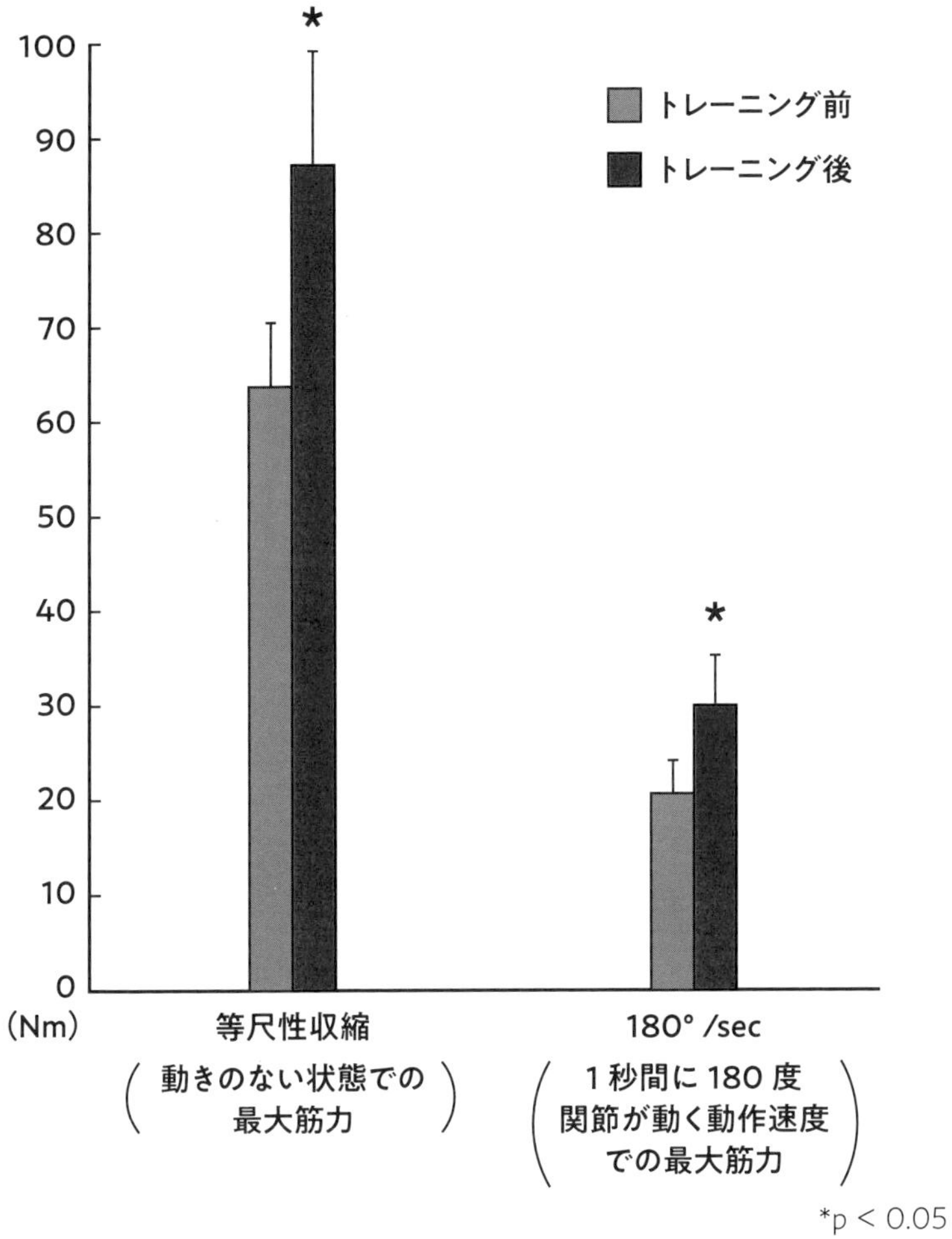

85～97歳であっても、適切な筋トレによって大幅な筋力アップが望める。転ばないよう体の動きを止める場面（左）や、体を速く動かすスポーツのような動き（右）にも対応できるようになると考えられる。

貯“筋”で寿命も健康寿命も延ばす

「平均寿命」とは0歳における平均余命、すなわち生まれてから亡くなるまでの期間を指す言葉です。一方で「健康寿命」とは、健康上の問題で制限されることなく日常生活を送れる期間です。日本はいずれも世界トップクラスですが、平均寿命と健康寿命の間には差があります。これは、多くの日本人が健康上の問題を抱えて生きている期間があるということです。豊かな人生には健康寿命が欠かせません。これを延ばす手段の一つが、筋トレです。

ある研究では、適度な筋トレで死亡リスクや疾患リスクが低下することが明らかになっています。1週間に30〜60分程度の筋トレをすれば、平均寿命も健康寿命も延びる可能性があるというのです。この結果を知ると、早く筋トレをやりたくなってくるのではないでしょうか。

世界の平均寿命&健康寿命ランキングトップ3

（WHO 世界保健統計 2023 年版）

【平均寿命】

順位	国名	男女平均寿命（歳）
1	日本	84.3
2	スイス	83.4
3	韓国	83.3

【健康寿命】

順位	国名	男女平均健康寿命（歳）
1	日本	74.1
2	シンガポール	73.6
3	韓国	73.1

筋トレと疾病および死亡リスクとの関連 (H. Momma et al., 2022 より改変)

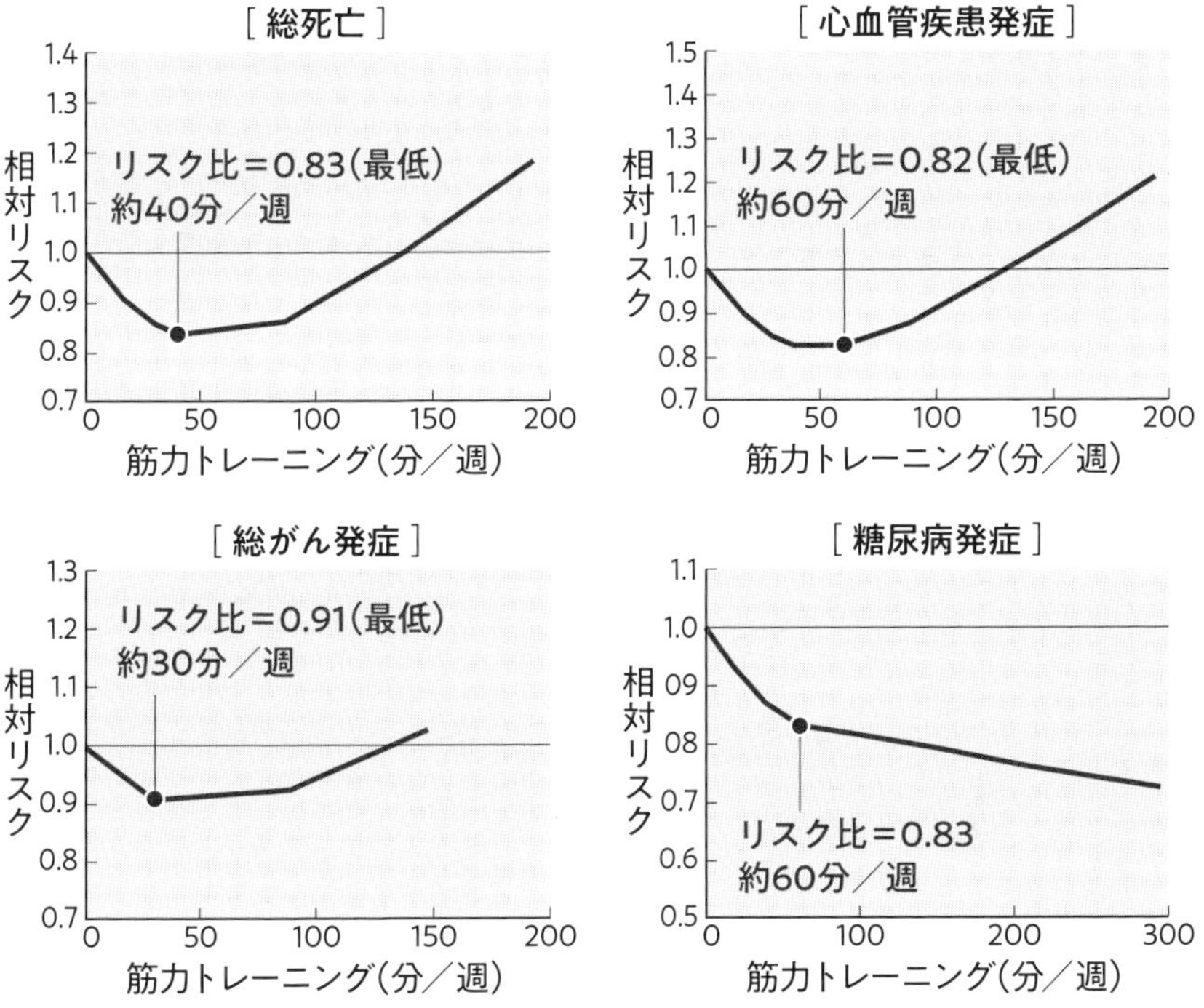

筋トレを実施していると、死亡・疾患リスクは約 10～17％低値を示した。総死亡・心血管疾患・がんは、週あたりの筋トレ時間が 30～60 分で最もリスクが低く、糖尿病は、実施時間が長いほどリスクが低かった。

健康維持に重要な筋肉の働き。「体温上昇」「体水分確保」

筋トレで負荷をかけて筋肉が発達すると、骨も関節も強くなるのは、これまでお話ししたとおりです。ほかにも、筋肉には体を温める効果があります。筋肉量が増えると体温が上昇し、血流がよくなります。そうすると生化学的な反応が進みやすく、酵素も活性化しやすくなります。ところが、筋肉量が減ると体は温まりにくく、酵素の活性が低くなり、生化学的な反応が進みづらくなります。結果として免疫機能が下がってしまうのです。

また、筋肉は水分が豊富な組織であり、水をためる働きがあります。筋肉量が減ると体水分量が減り、血液として血管に流れ込む液体が確保できなくなります。脱水に近い状態となり、脳血管疾患や心筋梗塞のような、血管が詰まる病気になるリスクも高くなるといえます。

筋肉の役割

●体を動かすエンジンになる

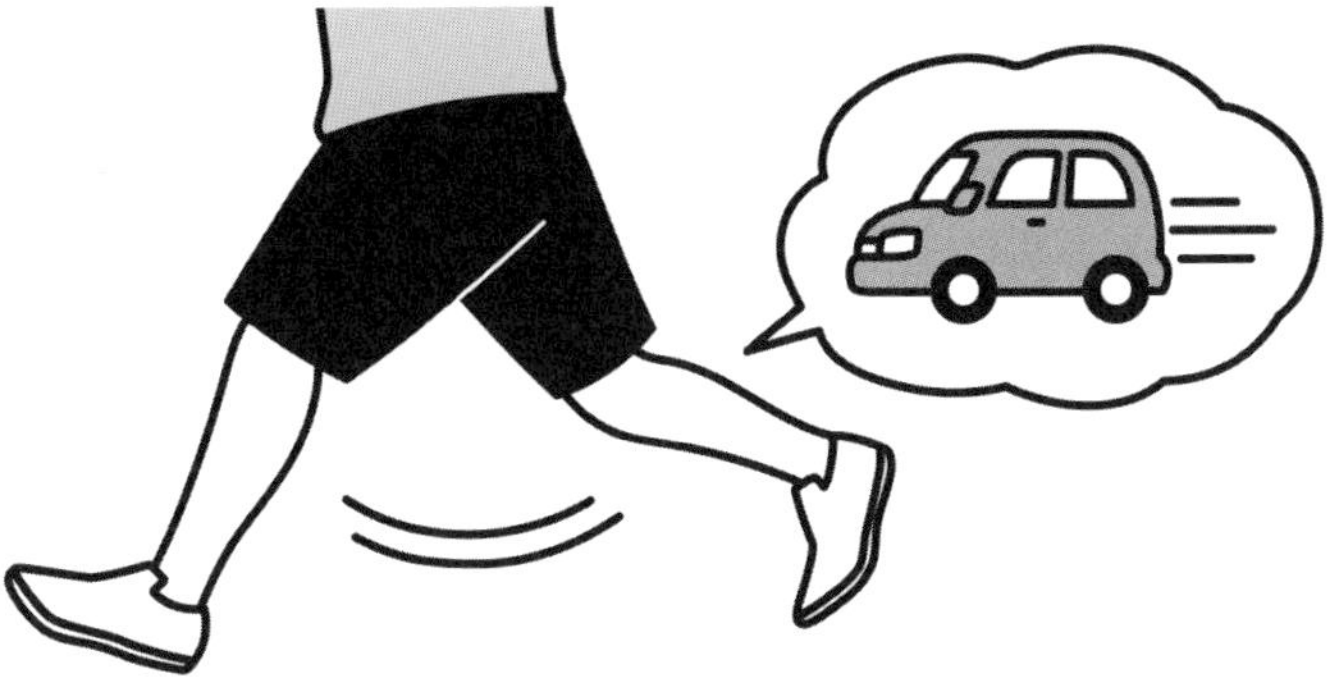

●体温を上昇させ、血流がよくなることで、免疫機能が向上する

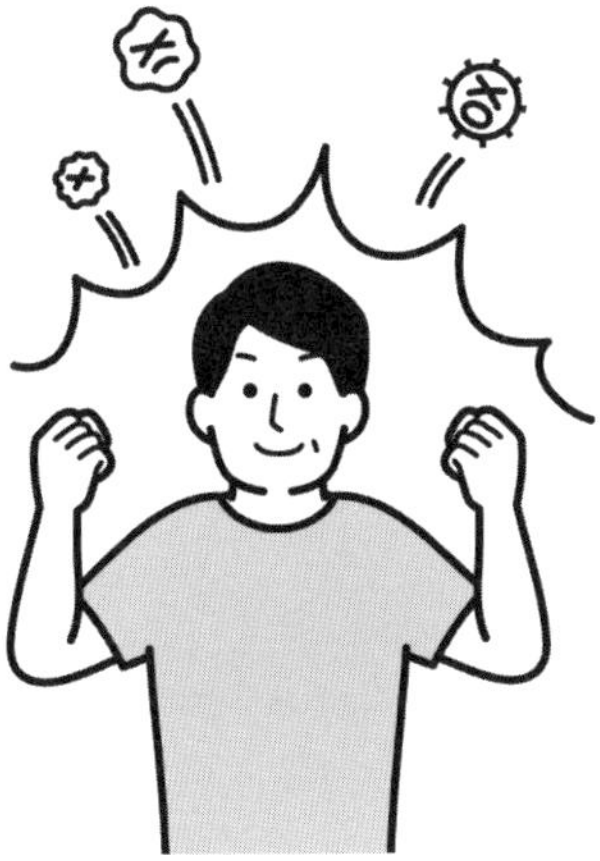

スポーツ選手が行う激しい筋トレでは、一時的に免疫機能が下がるといわれるが、本書で紹介するような筋トレでは、そのようなことは起こらないと考えてよい。

●体水分を蓄積することで、脱水や血管の詰まりを防ぐ

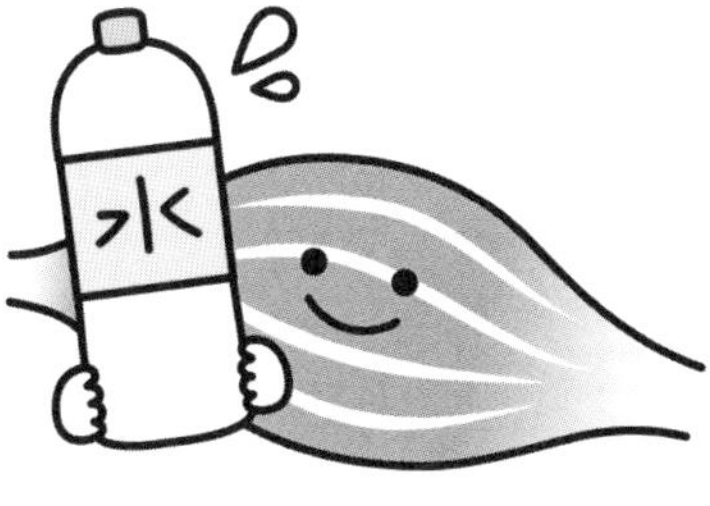

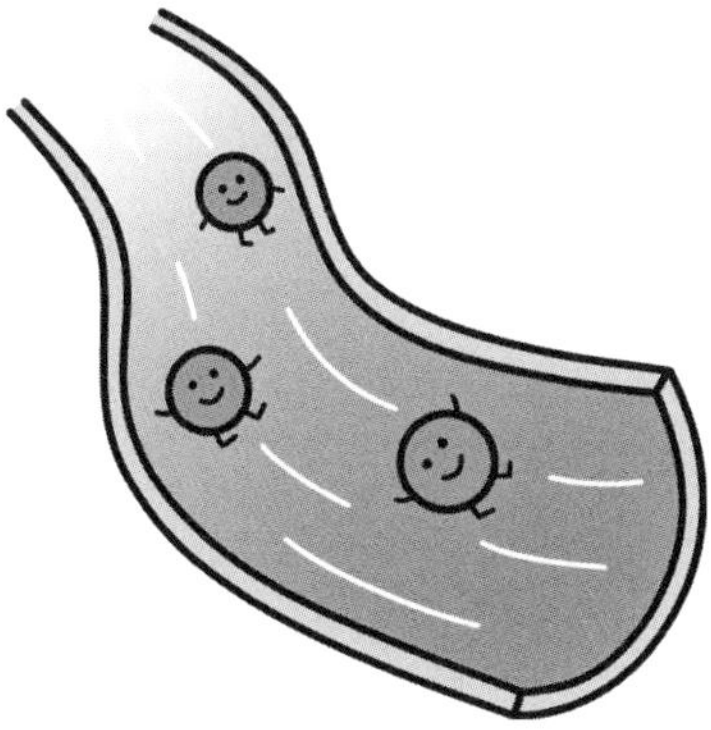

筋トレで見た目も若返る

見た目の若さを左右する要素としては、姿勢が重要です。いい姿勢は、骨と骨の位置を支えている筋肉で維持されます。正しい姿勢をとるには筋肉が必要であり、筋トレは姿勢を保つ能力を高めるのです。姿勢が崩れると、顔の位置や表情筋の使い方が変わるため、シワができることもあります。また、年をとると首のシワが気になりますが、首と体幹（姿勢の中核）は連動しているので、筋トレで姿勢が改善されると変わってくるはずです。実際に、筋トレが皮膚の老化を改善するという研究発表もされています。

そもそも運動をしている人は食生活にも気をつけているもの。十分な水分補給をし、タンパク質やビタミン・ミネラルを豊富にとることで肌に必要な栄養素が行き渡り、美容をさらに後押しする仕組みになっているのです。

筋トレの皮膚改善作用（ポーラ化成工業㈱フロンティアリサーチセンター・立命館大学スポーツ健康科学部，2020より改変）

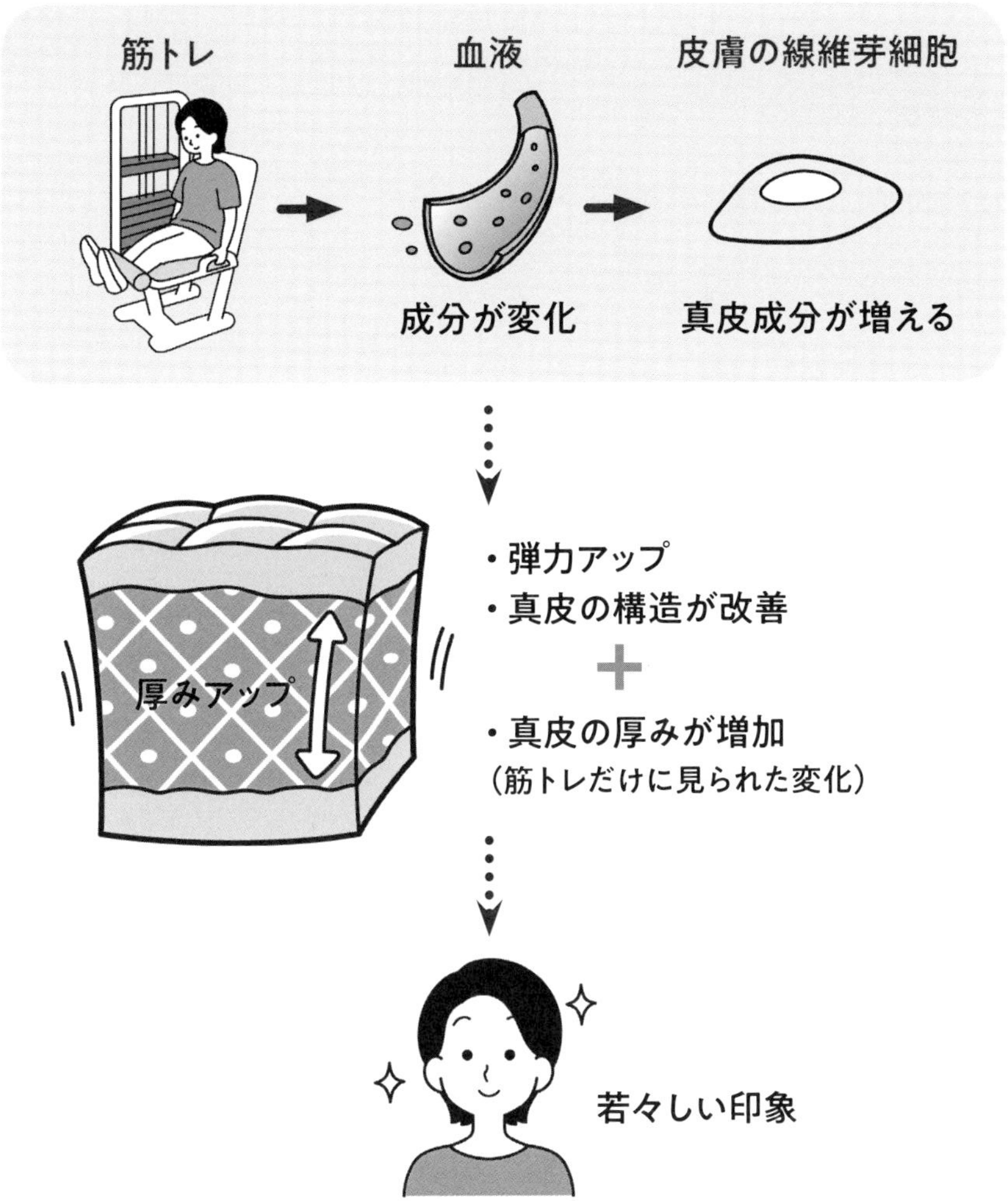
筋トレ
血液
皮膚の線維芽細胞
成分が変化
真皮成分が増える
厚みアップ
・弾力アップ
・真皮の構造が改善
＋
・真皮の厚みが増加
（筋トレだけに見られた変化）
若々しい印象

運動を行うことで、真皮の構造と皮膚弾力が改善された。運動によって血中成分が変化し、影響を受けた皮膚の細胞が、真皮成分を多く産生するためだと考えられる。運動のなかでも、特に筋トレを行うと、より多種類の真皮成分が増加し、真皮の厚みが増す。

散歩は万能ではない。筋トレを加えてこそ

「運動をしていますか」と聞くと、「散歩をしています」と答えられる方が多くいます。もちろん散歩もよいのですが、じつは、散歩では筋肉はほとんど使われません。長時間歩いても、疲労するとしたら、ふくらはぎくらいという方が多いのではないでしょうか。散歩は決して万能ではないので、運動をすることが目的なら、ケガのリスクが低く、ねらった筋肉を鍛えられる筋トレがおすすめです。

筋トレは、筋肉をつけることに特化した運動なので、スポーツをするよりも安全に効率よく筋肉にアプローチできます。筋トレに楽しみを見いだせないという人はスポーツをするのでもかまいませんが、筋肉をつける効率ははるかに下がり、ケガのリスクも高くなることは知っておいてください。

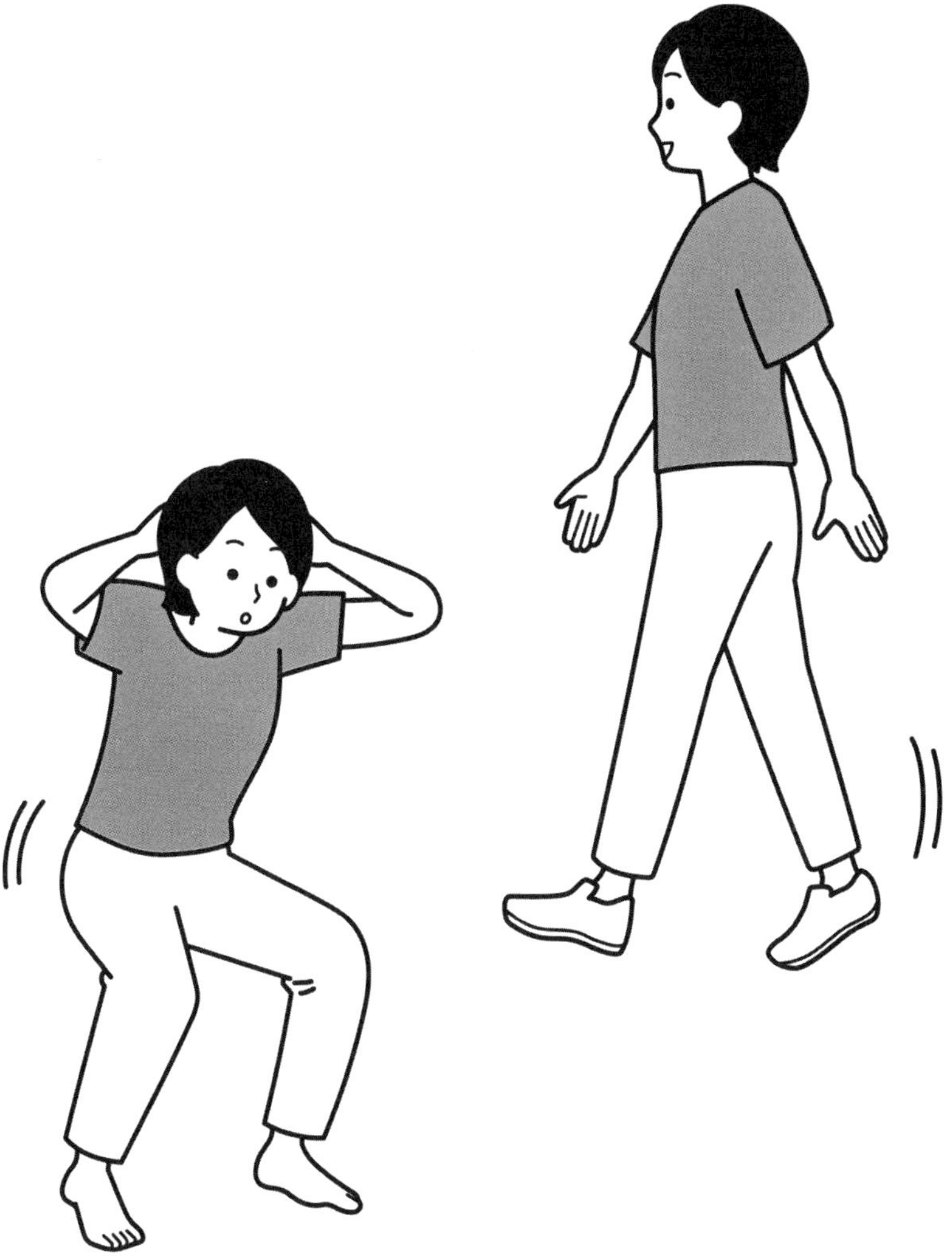

散歩は、筋肉を鍛えるには不十分。ケガのリスクが低く、ねらった筋肉を鍛えられる点では筋トレがおすすめ。
ただし、散歩は長時間続けられる運動であり、心臓や血管はよく働くので、心臓血管系の病気を防ぐには適しているといえる。両方行うのが最適。

自宅でもできる筋トレ「階段昇降」

健康維持・増進のための運動として、本書では筋トレを推奨していますが、なかには「そこまでできない」という方もいるかもしれません。

そこでおすすめしたいのが、「階段昇降」です。階段昇降は手軽にできる立派な筋トレの一つであり、ジムで行う筋トレとはまた違った筋肉を使うことができます。片脚で体重を持ち上げる動作は、じつは強度が高く、実践的です。ジムで行う機会はあまりないですが、とても効果的といえます。スクワットのように重りを担ぐことも不要なので、誤ったフォームで腰を痛める不安もありません。何より、階段があればできるのは大きな利点です。片脚立ちにならないと鍛えられないお尻まわりの筋肉は、転倒防止にも有効なので、ぜひ取り入れてみてください（90ページ参照）。

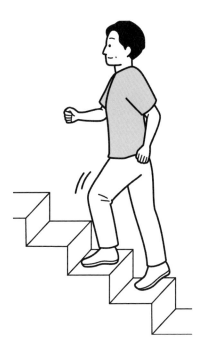

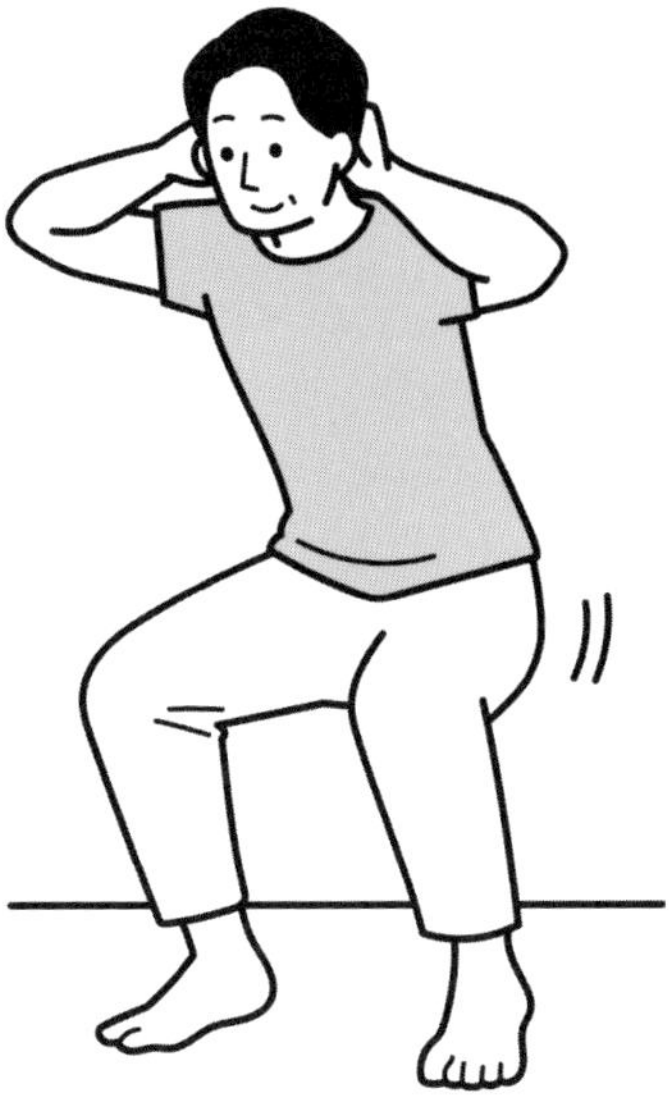

階段昇降

【メリット】

・片脚でのバランスを強化できる
・筋トレのように強い負荷がかけられる
・階段があればどこででもできる
・片脚立ちにならないと鍛えにくいお尻まわりの筋肉強化に最適
・1段ずつ登れば持久力強化にも効果的で、1段飛ばしにするとさらに強い筋力や可動域獲得によい

【デメリット】

・下りるときにひざや足首などの関節を痛めたり、強い筋肉痛になる恐れがある

スクワット

【メリット】

・重りによって負荷を各自に最適化できる
・重りを担ぐことで体幹の強化にもなる
・ねらった筋肉に、確実に刺激を入れることができる

【デメリット】

・誤ったフォームで行うと、腰やひざなどを痛める原因となる
・片脚のトレーニングにはならない

コラム❷

心もすこやかに

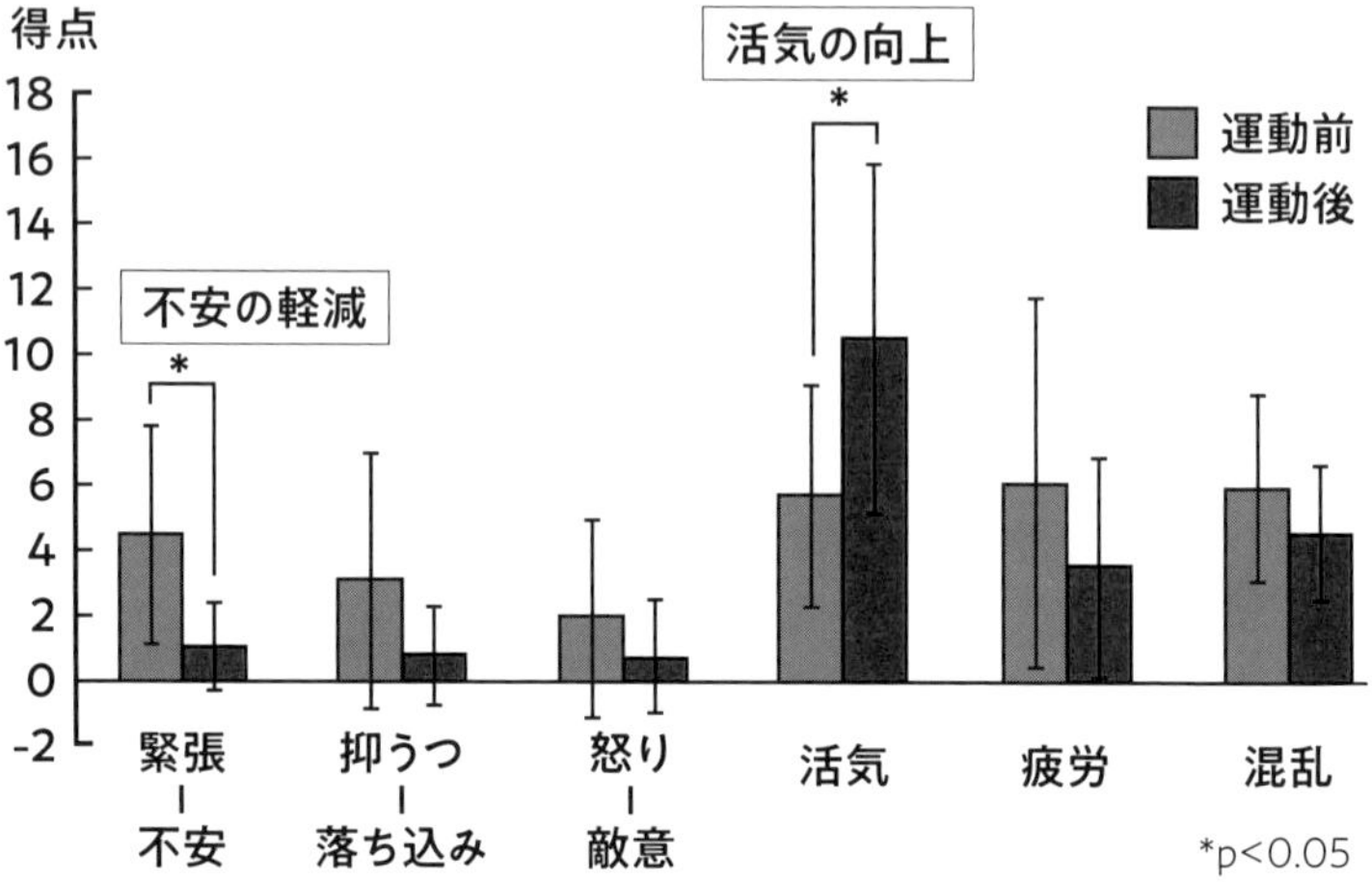

*p<0.05

（Satoko Ohmatsu et al.,2014）

筋トレ中は、アドレナリンやノルアドレナリンなど、体を興奮させるホルモンが分泌されることで頑張れるようになっています。そして筋トレを終えると、今度は「幸せホルモン」といわれるセロトニンやドーパミンが分泌され、体を回復させます。また、体を強くする成長ホルモンやテストステロンの分泌も起こります。

筋トレによって体が強く成長することで幸せを感じることもあるでしょう。ヒトは心の生き物であり、達成感が自信につながります。そして小さな成功体験を積み重ねられるのが筋トレ。体だけでなく心も健康にできるのです。

第3章

筋力トレーニング（実践）

「下半身の筋力」「バランス」「持久力」

歩く、つまり体を前進させるためには、下半身の筋力が強くなければなりません。また、下半身の筋肉を使ったバランス力、一定の距離を歩ききる持久力も大切です。もっといえば、下半身が強くても、その上の体がグラグラしていれば転んでしまうので、体幹も強くなければなりません。

とはいえ、まずは下半身の強化が最優先です。

●下半身の筋力

下半身とは、腰から下を指し、下半身を鍛えるという場合にはお尻も含まれます。太ももと比べてお尻の筋肉は落ちてもわかりにくいので、意識しづらいかもしれません。しかし、太ももの筋肉と同じか、それ以上に重要な部位だと考えてください。

動物のなかで、体重あたりのお尻の筋肉（大臀筋《でんきん》）がいちばん大きいのはヒトです。このことからも、お尻を鍛える重要性がおわかりいただけるのではないでしょうか。ヒトは、脚をつけ根から前に振り出し、接地した脚をうしろに振ることで歩を進めます。接地したときに支え、脚をうしろに振る筋肉こそが大臀筋《でんきん》。お尻は、二足歩行の要といっても過言ではありません。

そして、**お尻の筋肉は、片脚でバランスをとるためにも大切**です。

●バランス

バランスに強い影響を及ぼすのは、足首まわりと股関節まわりの調整能力です。ヒトは、片脚で立っているとき、足首と股関節でバランスをとります。加えて、足の指をうまく使えることも大切です。ところが、靴を履くのがあたりまえの現代では、足の指が閉じて縮こまっている人が多いもの。革靴やハイヒールを履く機会の多い人は、より顕著といえます。

足の指が開いた状態と閉じた状態、どちらが安定するかといえばもちろん

柔軟性はすべての基礎。ストレッチで全身を柔らかく

——ストレッチ

ストレッチとは、筋肉を伸ばす運動です。筋肉が伸びると、関節を動かせる範囲が広がります。そうすると、脚を大きく振り出したり、手を高く上げたりすることができます。裏を返せば、関節を動かせる範囲が適切に保たれていないと、全身をうまく使えないということです。

スタティックストレッチ（静的ストレッチ）は、心地よいと感じるところまで、ゆっくりと筋肉を伸ばす方法です。運動前に行うのが基本ですが、体がこわばっている起床時や、長時間同じ姿勢をとり続けたあと、たくさん歩いてふくらはぎが疲れたときなど、筋肉が硬くなっていると感じたらぜひ行ってください。リラックス効果もあるので、就寝前に行うのもおすすめです。

ストレッチは、たくさん行ってもあまり弊害はありません。

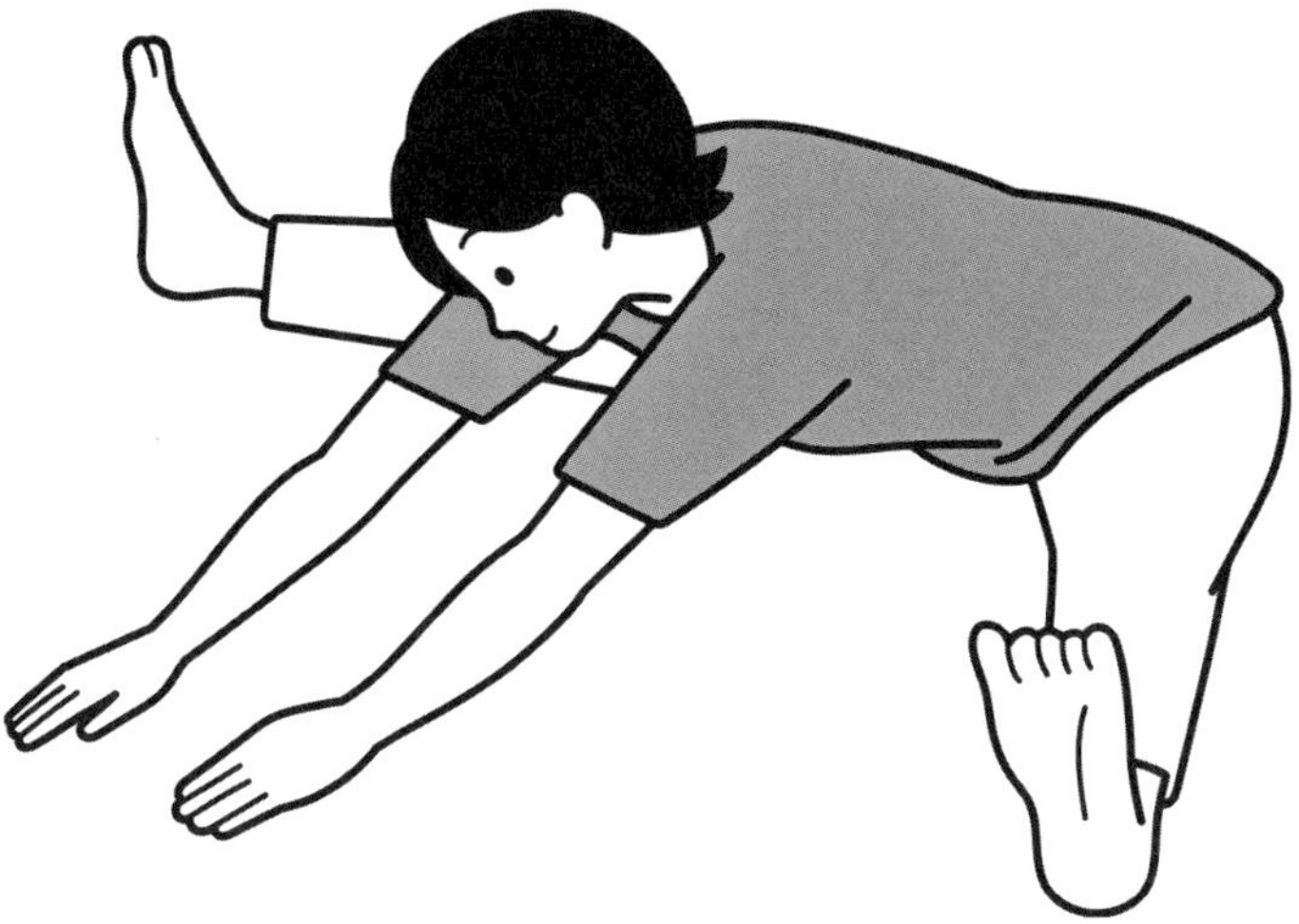

スタティックストレッチのポイント

- **1部位につき30秒間×1〜3セットが目安**
  …最低でも15秒間は伸ばす
- **痛みのない範囲で伸ばし、動きを止めてキープする**
  …痛みが出るまで強く伸ばしたり、反動をつけると筋肉そのものが傷む。また、痛みで力み、よけいに伸びないという悪循環に陥ることもある
- **ストレッチ中は呼吸を自然に続ける**
  …筋肉が伸びやすく、血流もよくなる
- **力まないように注意**
  …筋肉からよけいな力が抜けると伸びやすく、リラクゼーションにもなる
- **お風呂で体を温めたあとは伸びやすい**

いい姿勢をとることは、体への負担を減らすこと

――姿勢づくりの筋トレ

姿勢をつくるための筋力は、体幹の筋トレ（84〜87ページを参照）で鍛えることができます。そして、ストレッチで適切な姿勢がとれる柔軟性を身につけることができます。大切なのは、筋トレとストレッチでつけた筋肉と柔軟性を使って、いい姿勢をとれるように学習していくことです。

たとえば、みなさんは「肩甲骨を寄せてください」と言われて、寄せることができるでしょうか。肩甲骨を寄せる筋肉はあるのに実際に寄せることができないのは、筋肉をうまく使えていないということです。これは一例ですが、筋肉をうまく使いこなせないと、いい姿勢はつくれません。これまでに述べた筋力やバランス、柔軟性などのベースがあった上で、それらを使っていい姿勢をつくる練習をしましょう（74〜75ページ参照）。

姿勢をチェックしよう

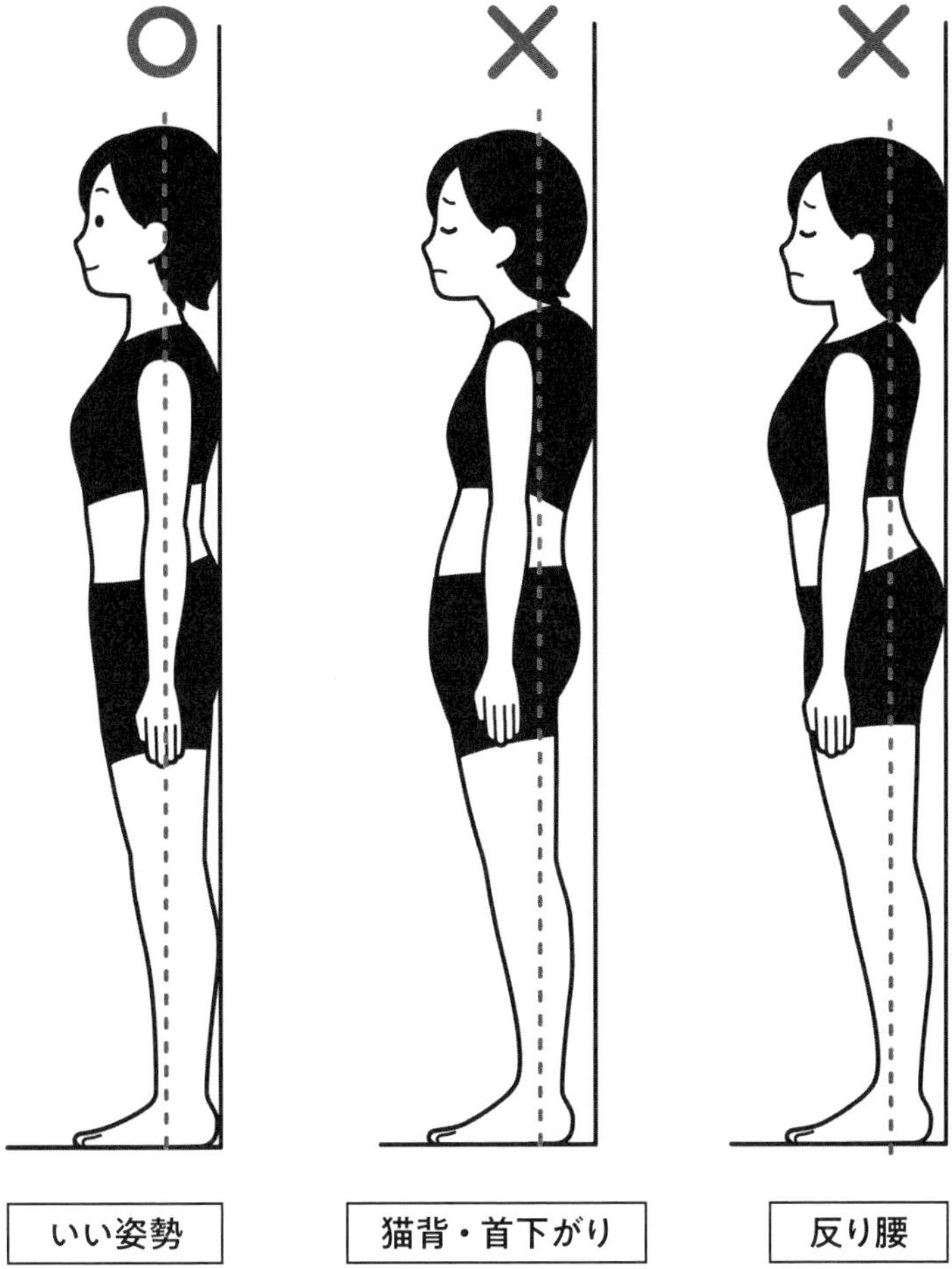

いい姿勢とは、壁に後頭部・肩甲骨・お尻・かかとをつけて立ったとき、腰のうしろの隙間に手のひらがギリギリ入るくらいの状態のこと（図左）。後頭部が壁から離れる、肩甲骨しか壁につけられないのは、猫背や首下がり（図中央）、腰の隙間に手のひらがすっぽりと入ってしまうのは、反り腰（図右）の傾向にある。

瞬時にバランスをとれなければ、緊急事態では役に立たない

――バランストレーニング

バランストレーニングとは文字どおり、バランス能力を向上させるものです。ここでは「今ある筋肉をいかに瞬間的に反応させて、体を安定させられるか」という、ほぼ無意識下での動きの習得を指します。神経と筋肉の連動のトレーニングと考えてください。すぐに学習効果が出ることもあるので、歩行や運動の前にバランストレーニングを行うと、安定性が高まります。

ヒトは主に足首と股関節を使ってバランスをとりますが、実際に地面と接しているのは足の裏です。はだしで過ごす時間をつくって、足の裏にあるたくさんの神経を刺激し、センサーを目覚めさせましょう。また、足の指を広げることで、**安定性を高めることも大切です**。そのために、手で足の指を大きく動かしたり、足の指や足全体をほぐすのが有効です。

足裏の支持基底面

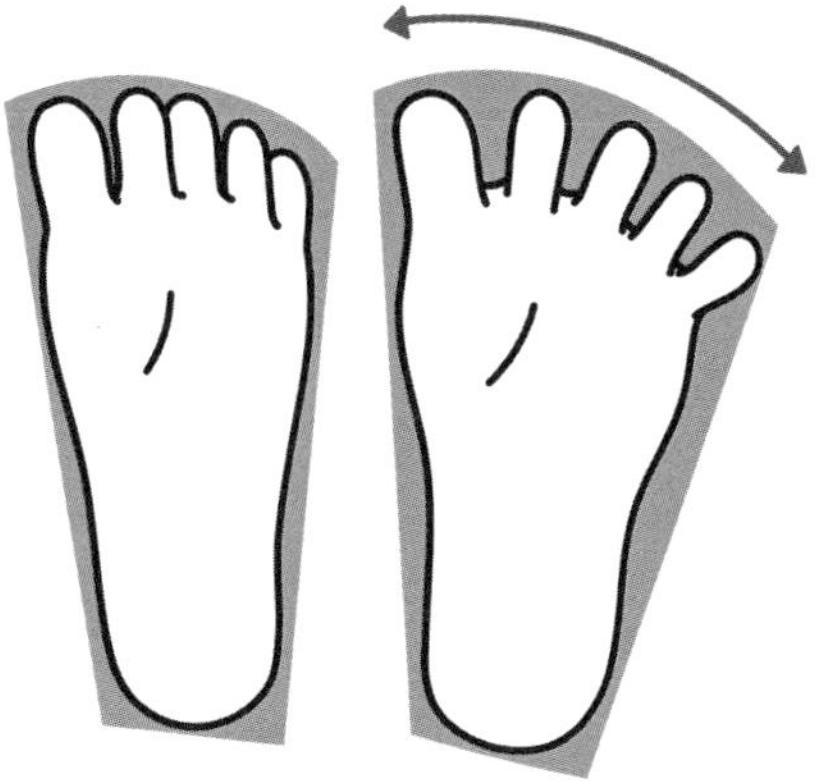

足の裏の支持基底面（体重を支えるために必要な床面積）が広いほど、安定性が高まる。また、足の指で踏ん張りがきくようになる。そのためにも、足の指をしっかりと広げられるようにしたい。

足の指を動かそう

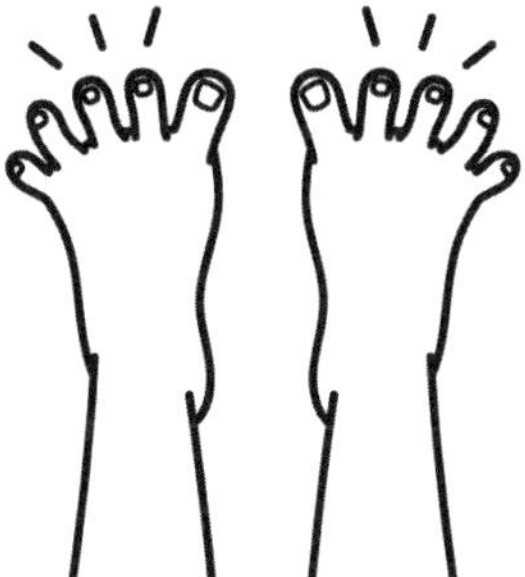

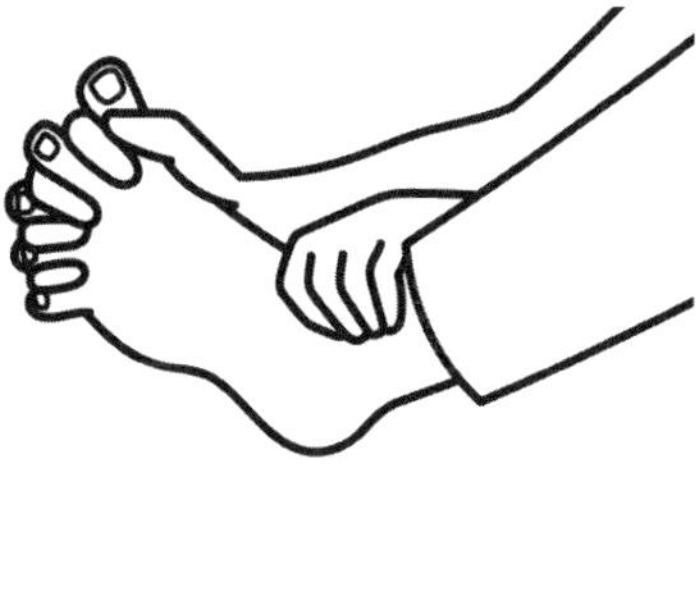

足の指をほぐしたり、閉じたり開いたりして動かす。また、足全体を雑巾絞りのように絞ったり押しほぐしたりすると、そのあとの運動効果が高まる。

思いどおりに体を動かせてこそ、筋力の意味がある

——調整系の運動

ストレッチで筋肉を伸ばし、関節を動かせる範囲を広げたあとは、年をとるとともに忘れてしまいがちな体の使い方、動かし方を取り戻しましょう。具体的には、股関節を回したり、肩甲骨を動かしたりなど、思いどおりに体を使う練習のことです。

スポーツニュースで、野球選手がバットもボールも使わないで運動をしているシーンを見たことがある方も多いと思いますが、正しい野球動作を行うための補助的な運動であり、これが調整系の運動です。

調整系の運動を行うことで、筋トレ効果が高まり、ケガもしにくくなるので、ぜひ取り組んでください。ストレッチとこの調整系の運動を合わせて「ウォーミングアップ」と考えてもらってよいです。

調整系の運動

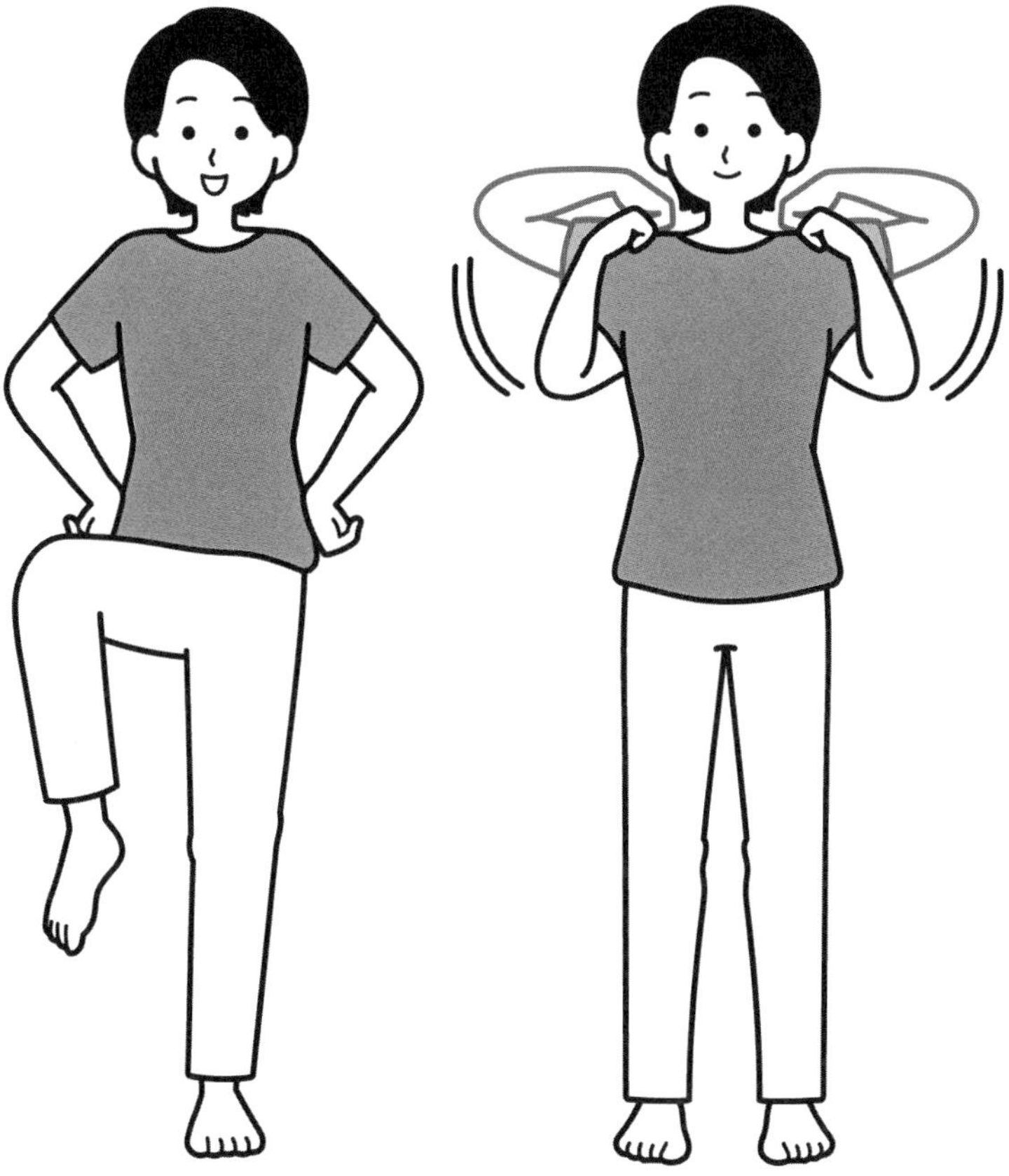

股関節や肩甲骨を回して体を動かす。自分が思い描いたとおりに体を使えるようにすることで、筋トレ効果を高めることができ、ケガもしにくくなる。

脚の筋トレで重要なのはお尻。意識的に鍛えよう

――脚の筋トレ

脚の筋トレとは、お尻から下の筋トレ全般を指します。お尻の筋肉は、二足歩行を行うヒトにとって非常に重要な筋肉なので、しっかり鍛えていきましょう。

ただ、厚い脂肪で覆われたお尻の筋肉の感度は高いとはいえず、ある程度年をとっていると、きちんと使うことが難しいと考えられます。また、脚の筋トレは、お尻・太もも・ふくらはぎを同時に使う運動が多く、お尻がきちんと使えているかどうか、わかりづらいこともあります。

大切なのはお尻に意識を集めること。疲労を感じる、力を出している感覚がある、伸びている感覚がある、などいくつかのサインがあります。自分でモニタリングして体の感度を取り戻していきましょう。

料金受取人払郵便

豊島局承認

4466

差出有効期間
2025年9月30日まで
（切手不要）

郵　便　は　が　き

170-8789

104

東京都豊島区東池袋3-1-1
サンシャイン60内郵便局
私書箱1116号

株式会社 高橋書店
書籍編集部 ⑳ 行

※ご記入いただいた個人情報は適正に管理いたします。取扱いについての詳細は弊社のプライバシーステイトメント（https://www.takahashishoten.co.jp/privacy/）をご覧ください。ご回答いただきましたアンケート結果については、今後の出版物の企画等の参考にさせていただきます。なお、以下の項目は任意でご記入ください。

お名前	年齢：　　　歳 性別：　男　・　女
ご住所　〒　　－	
電話番号 －　　－	Eメールアドレス
ご職業 ①学生　②会社員　③公務員　④教育関係　⑤専門職 ⑥自営業　⑦主婦・主夫　⑧無職　⑨その他（　　　）	

裏面のご感想やご意見を匿名で、本の紹介や広告等に使用してもよろしいですか？ □はい　□いいえ
今後の企画検討時に、アンケート等でご協力いただけますか？ □はい　□いいえ

弊社発刊の書籍をお買い上げいただき誠にありがとうございます。皆様のご意見を参考に、よりよい企画を検討してまいりますので、下記にご記入のうえ、お送りくださいますようお願い申し上げます。

ご購入書籍
（□にチェック）

- □ **70歳からの人生を豊かにする　お金の新常識**
- □ **70歳からの人生を豊かにする　筋トレ**
- □ **70歳からの人生を豊かにする**
  不調がどんどん消えていく　自律神経の整え方

A本書を購入されたきっかけは何ですか（いくつでも構いません）

1 お金／筋トレ／自律神経の本を探していて　**2** 表紙や書名に惹かれて　**3** 中身を見て

4 老後が不安だった　**5** 趣味を探そうとしていた　**6** 知識をつけたかった

7 その他（　　　　　　　　　　　　　　　　　　　　）

Bおもしろかったページとその理由をお教えください（ページ数、名称どちらでも）

ページ、名称：

理由：

Cつまらなかったページとその理由をお教えください（ページ数、名称どちらでも）

ページ、名称：

理由：

D本書について当てはまるものに○をつけてください

価　格　**1** 安い　**2** 適正　**3** 高い：希望価格（　　　　　　円）

文　章　**1** かんたん　**2** ちょうどよい　**3** むずかしい

文字の大きさ　**1** 小さい　**2** ちょうどよい　**3** 大きい

内　容　**1** 満足　**2** ふつう　**3** 不満：理由（　　　　　　　　　　　　　）

E以下のなかで気になるテーマをお教えください（いくつでも構いません）

栄養　・　睡眠　・　認知症予防　・　体力づくり　・　体の不調　・　デジタル機器

SNSの使い方　・　メイク　・　英会話　・　他の語学　・　その他（　　　　　　　　）

本書についてお気づきの点、ご感想などをお聞かせください

ご協力ありがとうございました。

セルフモニタリングしよう

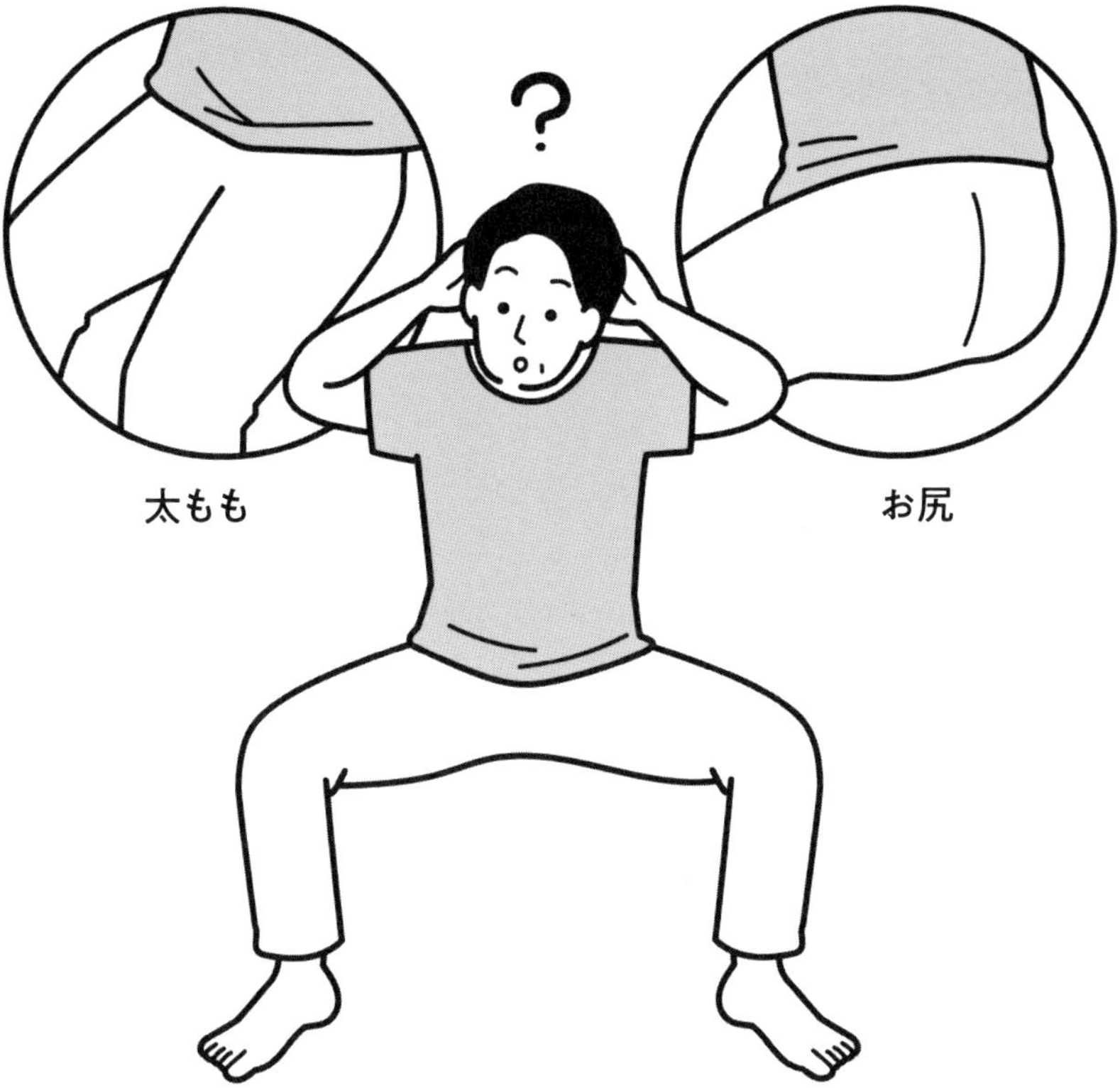

スクワットを10回行ったあとに、お尻と太もも、どちらの疲労度が高いかを意識しよう。お尻よりも太ももの前側が疲れていると感じる場合は、太ももの前のほうがよく鍛えられたということ。
お尻の強化を目的とするなら、お尻の疲労が感じられるフォームを探すことが大切。

体幹は人間の幹。幹が安定すれば枝（腕・脚）も強くなる

——体幹の筋トレ

体幹は、姿勢をつくる部位といっても過言ではありません。下半身の上にのっている体幹がグラグラと不安定であれば、どれだけ下半身が強くてもバランスが悪くなり、うまく歩けません。体幹の柔軟性を高め、筋肉を鍛えることで適正な姿勢を長時間とりやすくなります。体幹の筋肉を使うことで適正な姿勢を維持できれば、歩行の効率を高めることができます。

体幹のトレーニングは、背骨がメインの運動になります。ここで主に動かす背骨は5個の腰椎と12個の胸椎、計17個の骨です。骨と骨がつながっている部分を関節といい、背骨には16個（左右で32個）の関節があります。そのため、動きとしてはとても複雑で、制御するのは難しいといえます。だからこそ、トレーニングでは、より丁寧な動作が欠かせません。

体幹の筋肉が持つ役割

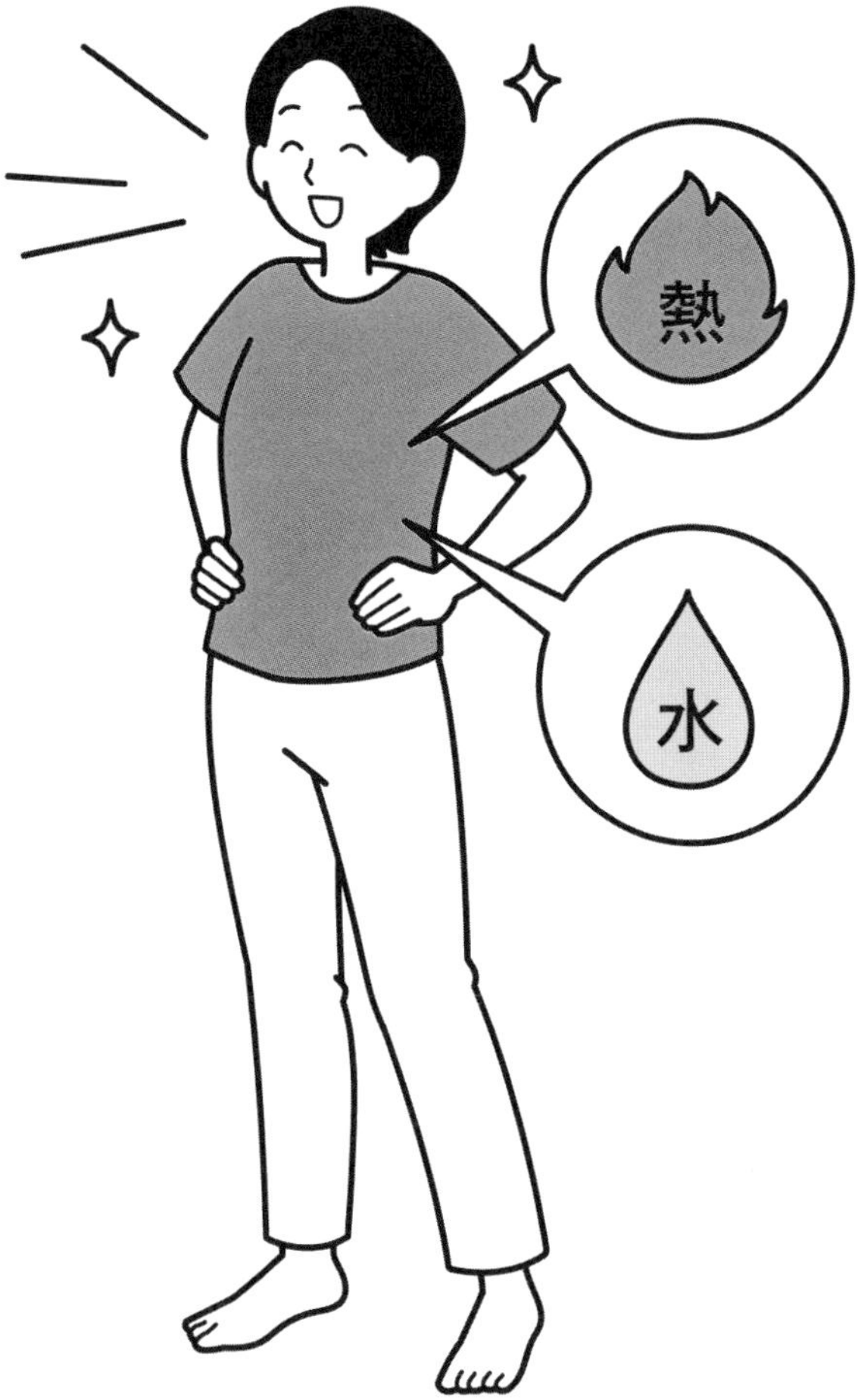

体幹の筋肉は息を吸ったり吐いたりするための筋肉でもあるので、呼吸能力に関わる。また、声を出す筋肉でもあるため、コミュニケーションという観点でも大切。
下半身と同じように筋肉量が多いことから、体温の発生源や貯水タンクとしても重要といえる。

〝若々しさ〟には上半身の筋肉

――上半身の筋トレ

通常、腰から上を上半身といいますが、ここでは体幹を除く胸や背中上部、肩、腕を指します。上半身の筋肉はそんなに多くなくても生きていくことができます。とはいえ、筋肉は体温の発生源、そしてエネルギーや水分の貯蔵庫でもあるので、全身に筋肉があれば生物として余力があるということ。バランスを崩して万が一転んでしまったときの支えという観点からも、上半身にも筋肉をつけておくに越したことはありません。

男性であれば上半身がたくましく老けたと思わせない見た目になり、女性であれば二の腕や肩甲骨まわりをスッキリとさせる美容効果も高いです。上半身を鍛えると、たくましく、美しく、そして若々しく見える効果も得られます。

上半身を鍛える効果

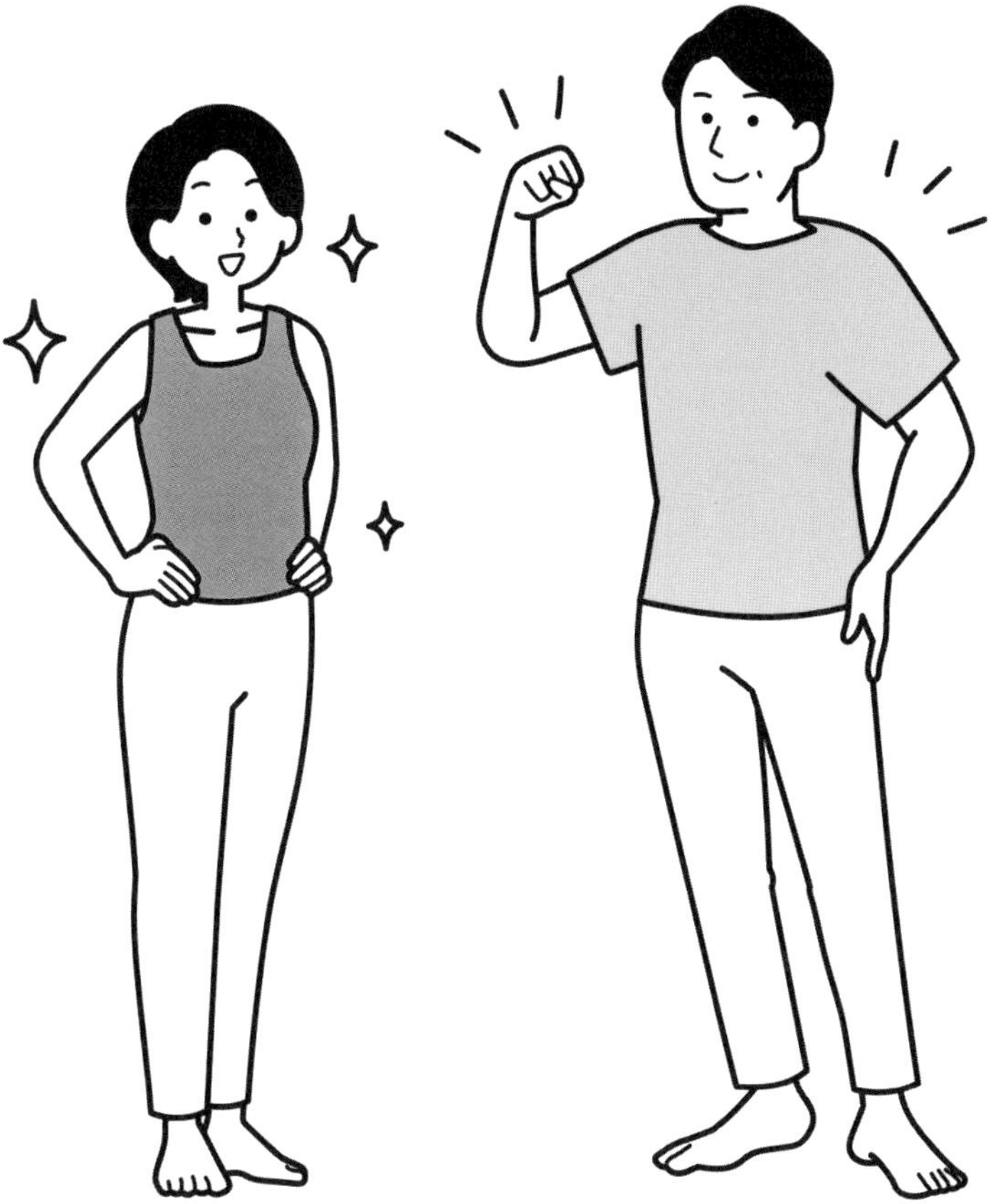

男性は上半身がたくましく見え、女性は二の腕や肩甲骨まわりをスッキリと見せることができ、若々しさを保てる。ただし、優先順位は低いので、下半身や体幹の筋トレや姿勢・バランス・調整のトレーニングを行った上で余力がある場合で十分。

持久力がなければ実生活は楽しめない

——持久力トレーニング

バランスのいい体がつくれても、長く動き続けられなければ、人生をアクティブに楽しめず、ＱＯＬ（生活の質）が下がってしまいます。元気に活動し続けるためには、持久力はとても大事な能力です。持久力は筋持久力と全身持久力に大別され、いずれも筋肉を長時間使うことで鍛えられます。

筋持久力は、筋トレの回数設定を増やし、粘るようなトレーニングで高めることが可能です。一方、全身持久力の場合は、心臓の拍動ペースが速くなり、それをやや長時間継続する運動で高められます。散歩ではなく、速度を上げて「ややきつい」と感じる運動を行う必要があります。いずれも精神的にきつく感じて運動をためらう方も多いかと思いますが、とても大切な能力です。無理のない範囲で行ってください。

持久力を高めるトレーニング

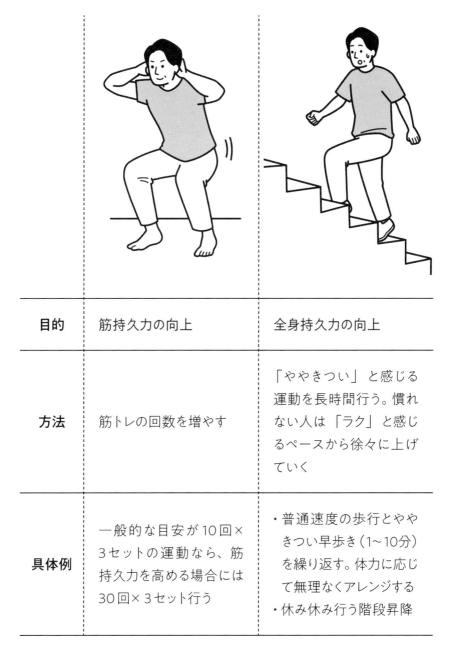

目的	筋持久力の向上	全身持久力の向上
方法	筋トレの回数を増やす	「ややきつい」と感じる運動を長時間行う。慣れない人は「ラク」と感じるペースから徐々に上げていく
具体例	一般的な目安が10回×3セットの運動なら、筋持久力を高める場合には30回×3セット行う	・普通速度の歩行とややきつい早歩き（1～10分）を繰り返す。体力に応じて無理なくアレンジする ・休み休み行う階段昇降

注意点①
〝異変〟を甘く見ず、無理はしない

基本的に痛みの出る動きは避けましょう。痛みのレベルは徐々に強くなるものではなく、あるとき急に強くなるものなので、油断は禁物です。痛みがあるのにトレーニングを続けると、必ずできなくなるときがきます。長期間トレーニングを休むことになれば、筋肉量が減り、筋力は弱くなって、これまでの努力が水の泡。そうならないためにも、痛みや違和感には慎重になるべきです。フォームの微調整や、ほかの種目への変更がおすすめです。

体調がすぐれないときや、日常的に血圧や体温を測っていて、いつもと違う数値が出た場合も気をつけましょう。筋トレは、体調不良をおしてまですべきことではありません。不完全燃焼のトレーニングに成長はなし！　しっかり体調を回復させてから、思う存分トレーニングしてください。

痛みや違和感に要注意！

・痛みがある場合（関節周辺が多い）
・体を動かすと関節から「ゴリゴリ」という音がする場合

整形外科を受診

医師の指示に従ってリハビリを行い、
トレーニング再開可否の判断をしてもらう

・違和感がある場合（関節周辺が多い）

違和感は痛みの前兆

・フォームの微調整、あるいは違和感の出ない動きのトレーニングのみ行う
・違和感のある部位とは別の部位のトレーニングを行い、回復を待つ

・筋肉痛がある場合（関節と関節の間）

上記の痛みや違和感とは異なる

・筋トレは行わず、姿勢やバランスのトレーニングにする
・筋肉痛のない部位の筋トレを行う

※最初は心配になるくらいの強い筋肉痛が起こることもあるが、筋トレの刺激に慣れてくると、筋肉痛のレベルは必ず下がる。ひどい筋肉痛に見舞われたからといって筋トレをやめるのはもったいない。回復を待って、体が強くなることを実感しよう。

注意点②
ストレスは筋肉への毒

トレーニングは継続が大切です。継続するためには、トレーニングをストレスに感じないように、生活全体をアレンジしましょう。ストレスにさらされる生活をしていると、筋トレ効果が半減してしまう研究結果もあります。最初から100点のトレーニングを目指そうとすると結局実現できず、それが強いストレスとなり、途中でやめてしまいがちです。トレーニング未経験者ほど理想の追い求めすぎは禁物。「嫌だなぁ」と思うことはほとんどの人は続かないので、そう思わないレベルから始めましょう。1種目1セット、もっといえば1回からでも十分です。また、筋トレは「やろう」と思ったときにやるのがいちばんです。効率的なタイミングはあるものの（左記参照）、実生活に合わなければ続きません。ご自身の生活に合わせて行いましょう。

ストレスによるトレーニング効果の違い

（John B Bartholomew ら，2008 より改変）

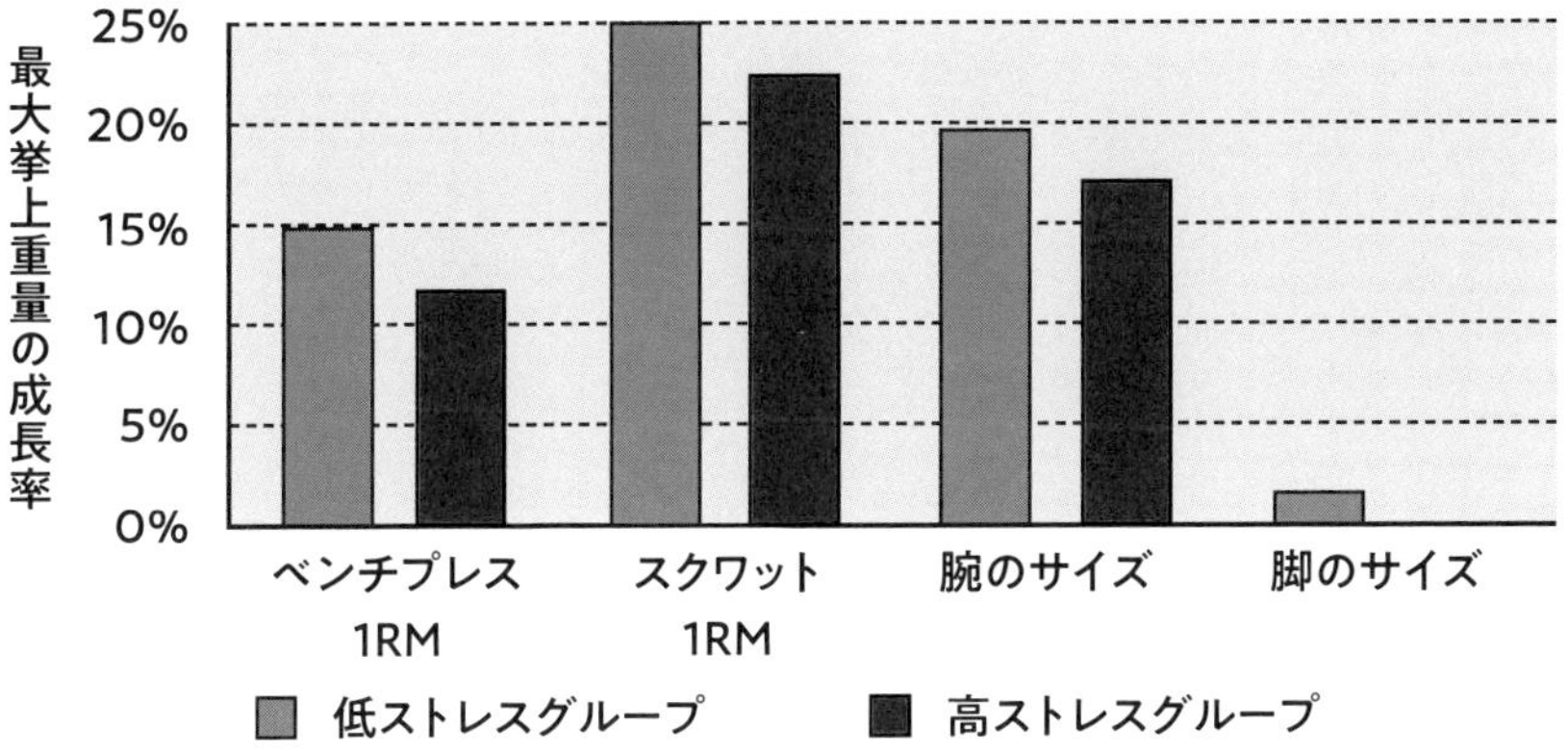

ストレスの高い人はストレスの低い人に比べて、
12 週間にわたるトレーニングで筋力の伸びが小さい

トレーニング実施のタイミング

朝食もしくは昼食の 1 ～ 2 時間後　**おすすめ！**

（食後の眠気が解消されたタイミング）

・起床から時間がたっているので、体を動かしやすい
・朝食、昼食を食べているのでトレーニングを行うエネルギーがある

寝る前　**避けたい…**

・筋トレ後は体が興奮した状態になるため、睡眠の質が下がる恐れがある

※ただし、決して上記に縛られる必要はなく、自身の生活様式や、やる気になったタイミングで行えばよい

筋トレに必要なもの。栄養・休養（睡眠）・気持ち・体調把握

トレーニングを行う上で必要なのは、まず、体を動かすエネルギーです。筋トレを遂行するためだけでなく、筋トレ後の回復にも必要です。食事で栄養をしっかり取りましょう。そして、休養（睡眠）も欠かせません。しっかり寝ないと、筋肉もそれを動かす神経も十分に回復できず、筋トレのパフォーマンスが下がります。

さらに、気持ちも大切です。これには十分な栄養・休養が必要です。気持ちがふるわない場合は、食事と睡眠を振り返ってみてください。ただし、気持ちを入れすぎたり無理をすると続きません。場合によっては「今日はやめておこう」と思う勇気も大事です。血圧や体温を習慣的に計測しておくのもよいでしょう。自分では気づきづらいレベルの体調不良に気づけます。

トレーニングウエア&トレーニングシューズについて

●ジムに行くときの服装に決まりはない

→ 「この格好でジムに行くのは恥ずかしい」と考える必要はありません。人の目が気になるかもしれませんが、ジムでは案外誰も人のことなど見ていないものです。

●動きやすい格好であることが第一

→ 身に着けているもので体の動きを制限してしまうと、トレーニングの効果は低減してしまいます。

●靴底の厚すぎるもの、硬すぎるシューズは×

→ 足の機能が思うように使えない、靴底が厚くてふかふかしているものや、硬すぎるものは避けて、足や足の指がしっかり使えるものを選びましょう。バランス能力の向上も期待できます。ジムでは大きな衝撃は加わりませんから、薄くて軽いものでも問題ありません。

マスク着用下での運動は危険!

運動時のマスクはリスクが大きすぎるので、着用せずに行ってください。トレーニングだけでなく、登山や階段昇降などでもマスクはしないようにしましょう。

マスクをすると呼吸循環器系や神経系への負担が大きいのです。鼻の奥にはたくさんの血液があり、本来ならば、鼻から入った空気で血液が冷やされ、それが脳のクールダウンになります。ところが、マスクをした状態では吸い込む空気が温められてしまい、脳は軽い熱中症状態になります。

マスクを着用した状態での運動は脳に負担をかけるだけであり、自ら体を壊しているようなものなのです。

継続がすべて。継続できるトレーニング計画を

想像以上にトレーニングは長続きしません。継続のコツは、「もう嫌だ」と思うところまで頑張りすぎないことです。ゆっくりでいいので、成長に応じて回数や負荷、頻度を増やしていきましょう。科学的には、１部位につき３種目ほど、10〜12回できる負荷（マシンなどを利用するとラクに設定できます）で３セットずつやるのがよいといわれていますが、それは若者を対象とした話。あまり気にせず、自分のペースでスタートしましょう。

「今日は1回できた。明日は2回頑張ろう」でかまいません。それが次第に30回へと成長します。また、回数ではなく、ねらった部位が疲れてきた、熱くなってきた、という感覚を頼りにするのもよいでしょう。こうした1セットのトレーニングを、３セット程度行うことを目標としましょう。

トレーニング計画例

週2回

	月	火	水	木	金	土	日
内容	姿勢トレ →バランストレ →下半身筋トレ【A】 →体幹筋トレ【A】 →上半身筋トレ【A】			姿勢トレ →バランストレ →下半身筋トレ【B】 →体幹筋トレ【B】 →上半身筋トレ【B】			
時間の目安	30分			30分			

トレーニング頻度が下がる分、1回のトレーニング時間は長くなる。また、1回目のトレーニングと2回目のトレーニングは種目を変えることで全身をまんべんなく刺激する

週3回

	月	火	水	木	金	土	日
内容		上半身筋トレ →持久力トレ		姿勢トレ →体幹筋トレ		バランストレ →下半身筋トレ	
時間の目安		20分		20分		20分	

●筋力を積極的に高めたい場合

	月	火	水	木	金	土	日
内容		姿勢トレ →体幹筋トレ →下半身筋トレ1種目		上半身筋トレ →持久力トレ		バランストレ →下半身筋トレ →体幹筋トレ1種目	
時間の目安		20分		20分		20分	

体幹や脚は特に鍛えたい部位なので、週2回、刺激して強くしていく

週6回

	月	火	水	木	金	土	日
内容	下半身	バランス →上半身	姿勢 →体幹	バランス →下半身	上半身 →持久力	姿勢 →体幹	
時間の目安	10分	10分	10分	10分	10分	10分	

同じ部位が連続しないようにする

※ストレッチや調整系の運動は最初に行う

※あくまでも一例なので、体調や気分に合わせて、種目・トレーニング時間・実施曜日は柔軟に調整する

ストレッチ①

胸反らし+肩

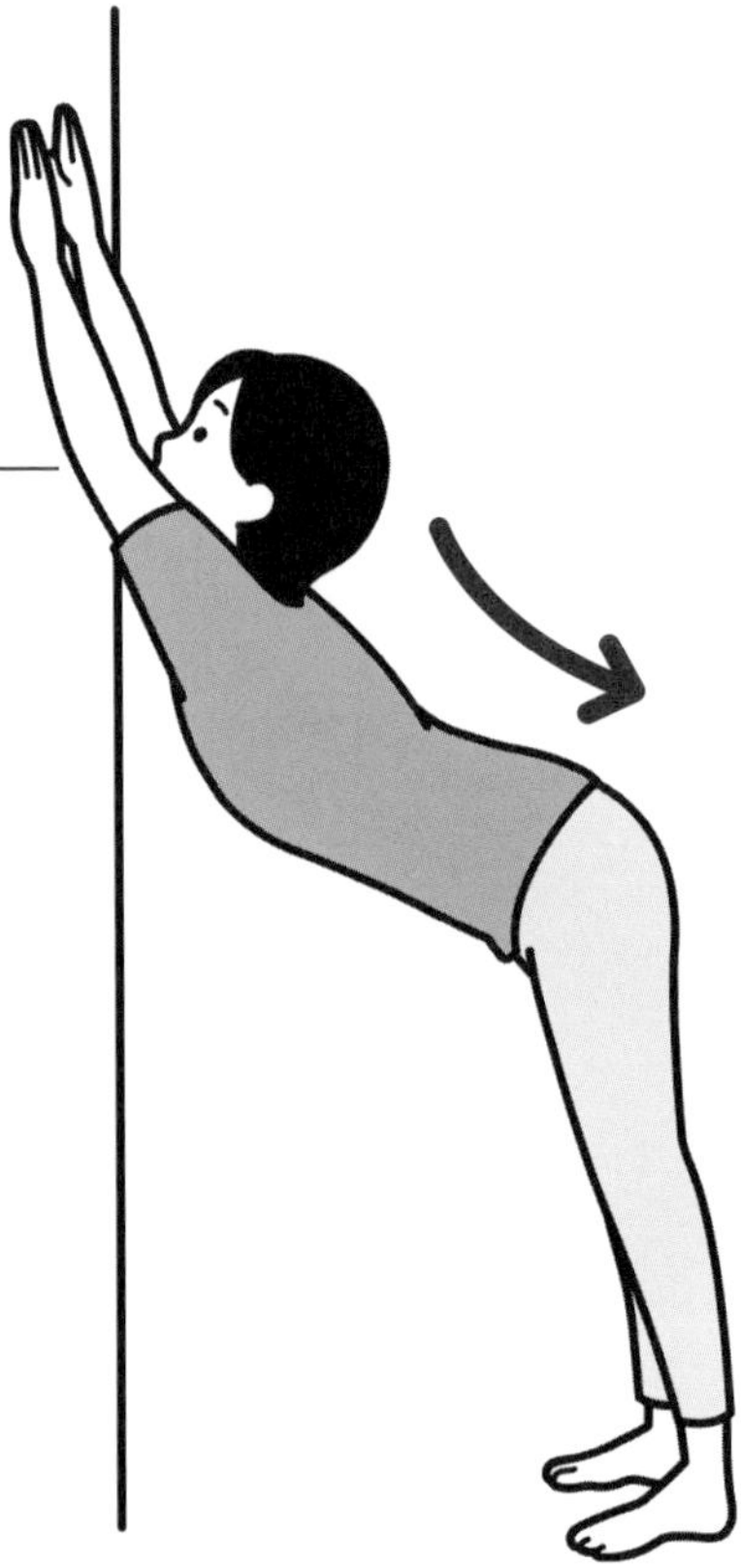

ポイント

腕はYの字ではなく まっすぐにすることで、 効果的かつ安全になる

壁から少し離れた場所に立ち、頭より上に両手をついて胸を下に落とすようにして反らせる。手幅は狭くし、ひじを伸ばす。

時間の目安：最低15秒（30秒程度伸ばして、1～3セット行ってもよい）

ストレッチ②

体幹ひねり

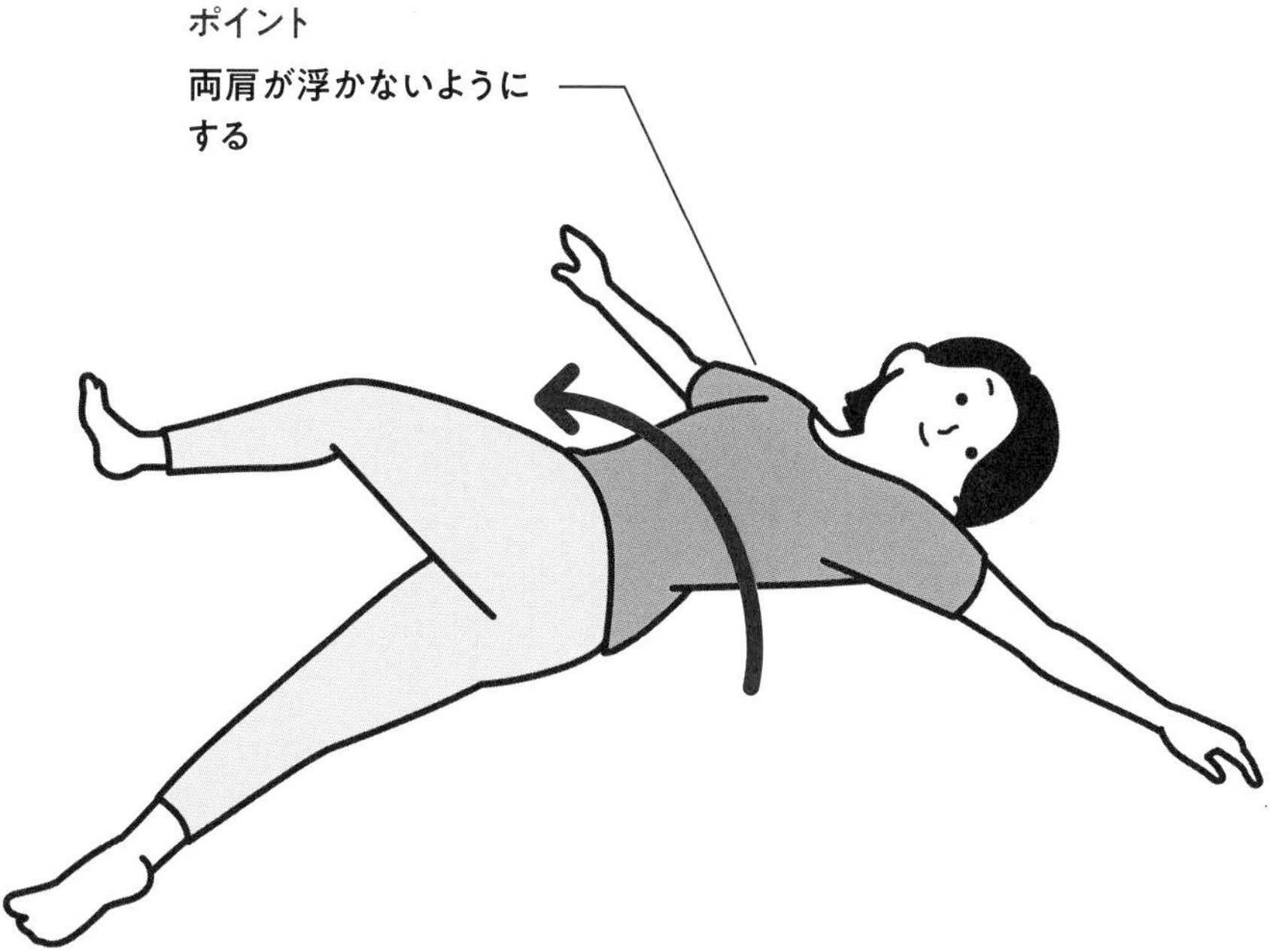
ポイント
両肩が浮かないようにする

あおむけになり、両手を広げて片脚を上げる。体の力を抜き、上げた片脚を反対側にたおして腰を回す。両肩を床につけたまま腰をひねることで、脊柱《せきちゅう》を大きくひねることができる。

時間の目安：左右各最低 15 秒（ 30 秒程度伸ばして、1〜3 セット行ってもよい）

ストレッチ③

上体横たおし

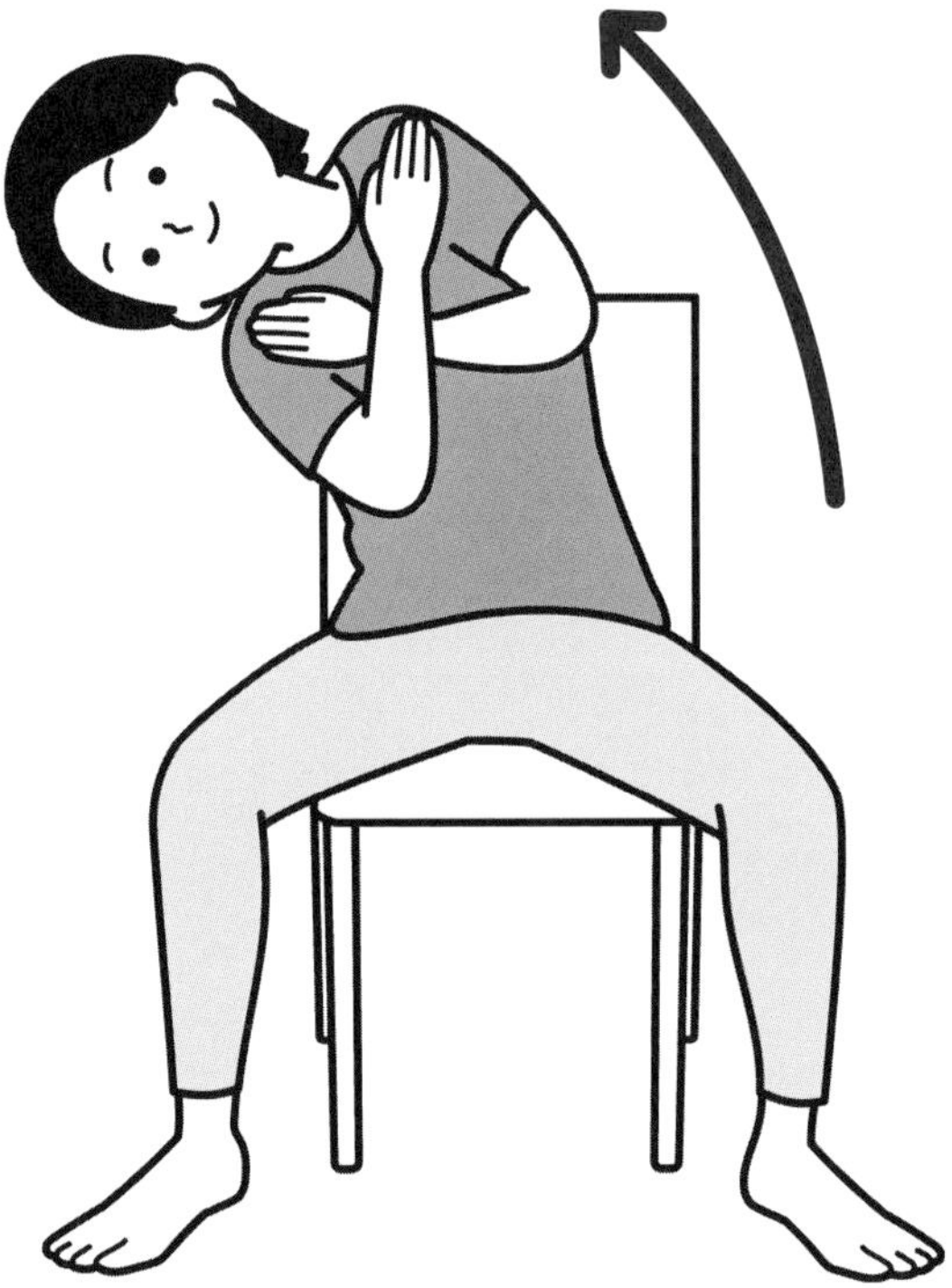

いすに座って脚をやや広げ、両手は胸の前で交差させる。そのまま背骨を真横に曲げる。立位でも行えるため、体の伸びをより感じるほうで行うとよい。

時間の目安：左右各最低15秒（30秒程度伸ばして、1～3セット行ってもよい）

ストレッチ④

脚のつけ根（腸腰筋《ちょうようきん》）

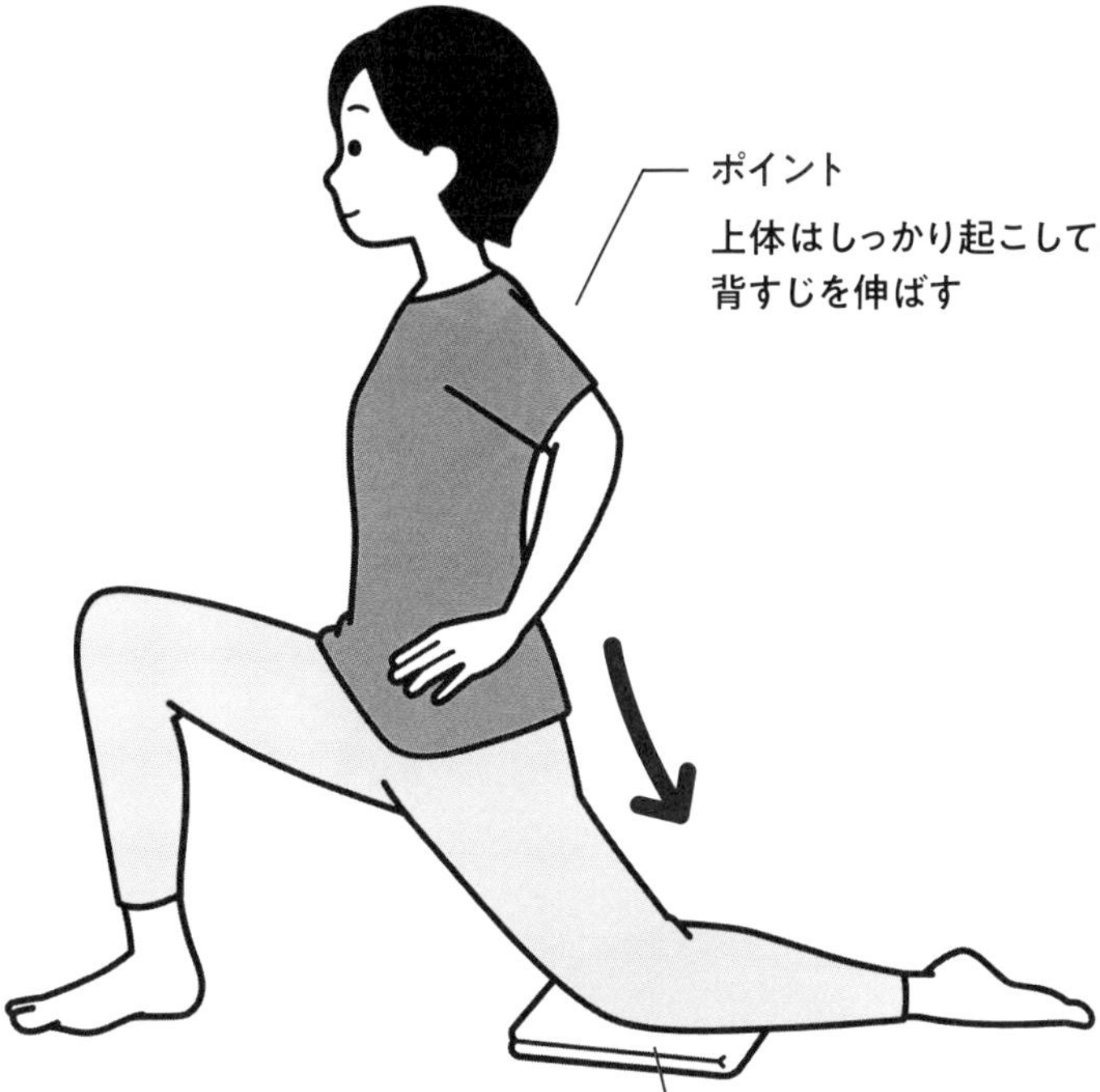
ポイント
上体はしっかり起こして、
背すじを伸ばす
ポイント
ひざの下にはタオルなどを
敷くとよい

脚を大きく前後に開き、片ひざをつく。体重を前にかけ、両手で腰を前に押し出して、脚のつけ根をよく伸ばす。

時間の目安 ： 左右各最低 15 秒（ 30 秒程度伸ばして、1～3 セット行ってもよい）

姿勢づくりの筋トレ①

ペルビックチルト

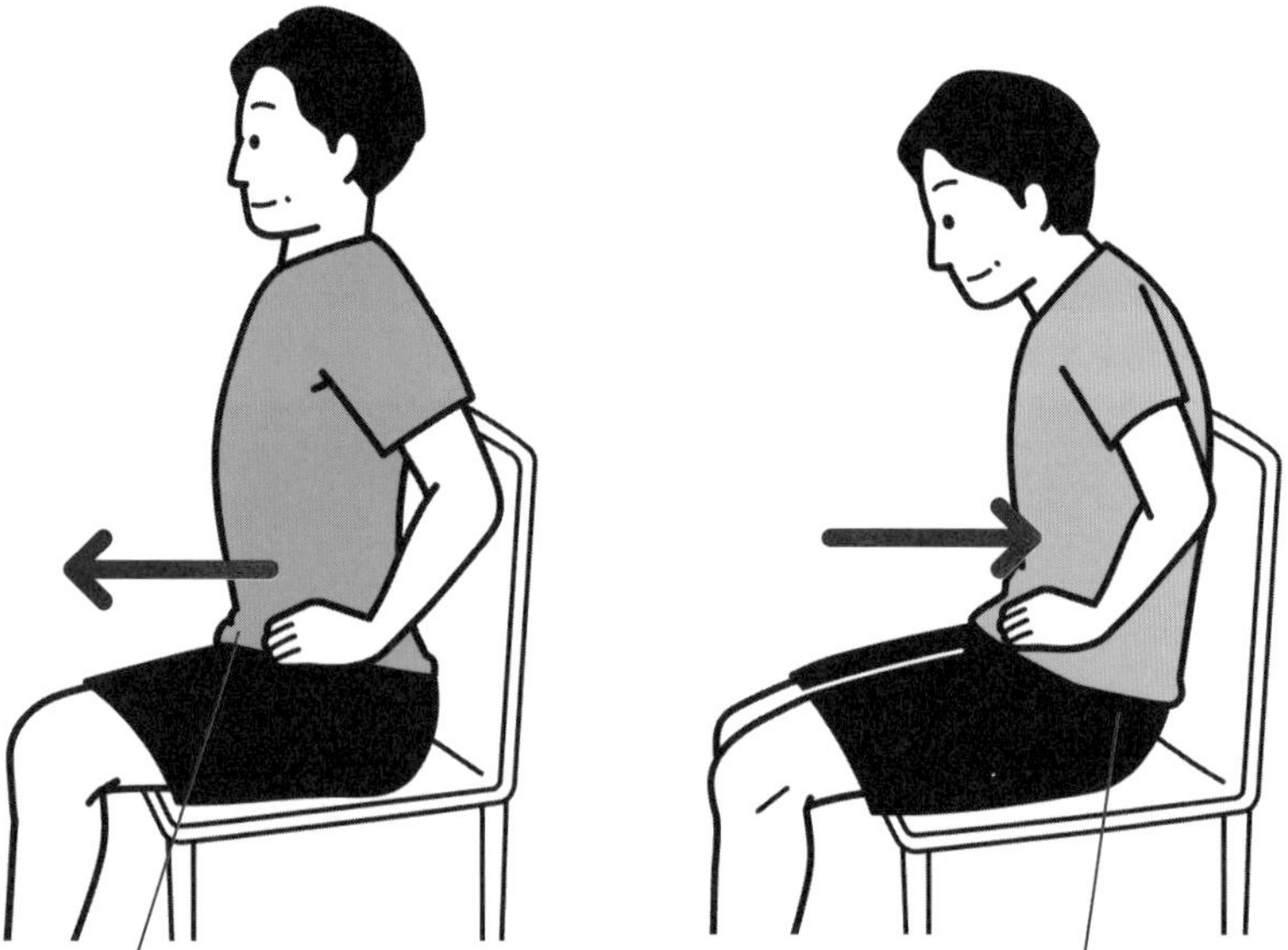

ポイント
体重を前に移動する
（骨盤を立てる）

ポイント
体重をうしろに移動する
（骨盤をうしろにたおす）

いすなどに座って、背中を丸める動作と胸を張る動作を交互に繰り返す。両手を腰に当てると、骨盤の動きがわかりやすい。

目的

背中が丸まっているのも、腰が反りすぎているのも悪い姿勢。その中間のいい姿勢をラクにすることが目的。骨盤のコントロール力を上げ、骨盤から体幹の姿勢を変える。

回数の目安：前後交互に10～15回繰り返す

姿勢づくりの筋トレ②

ペルビックチルト（左右）

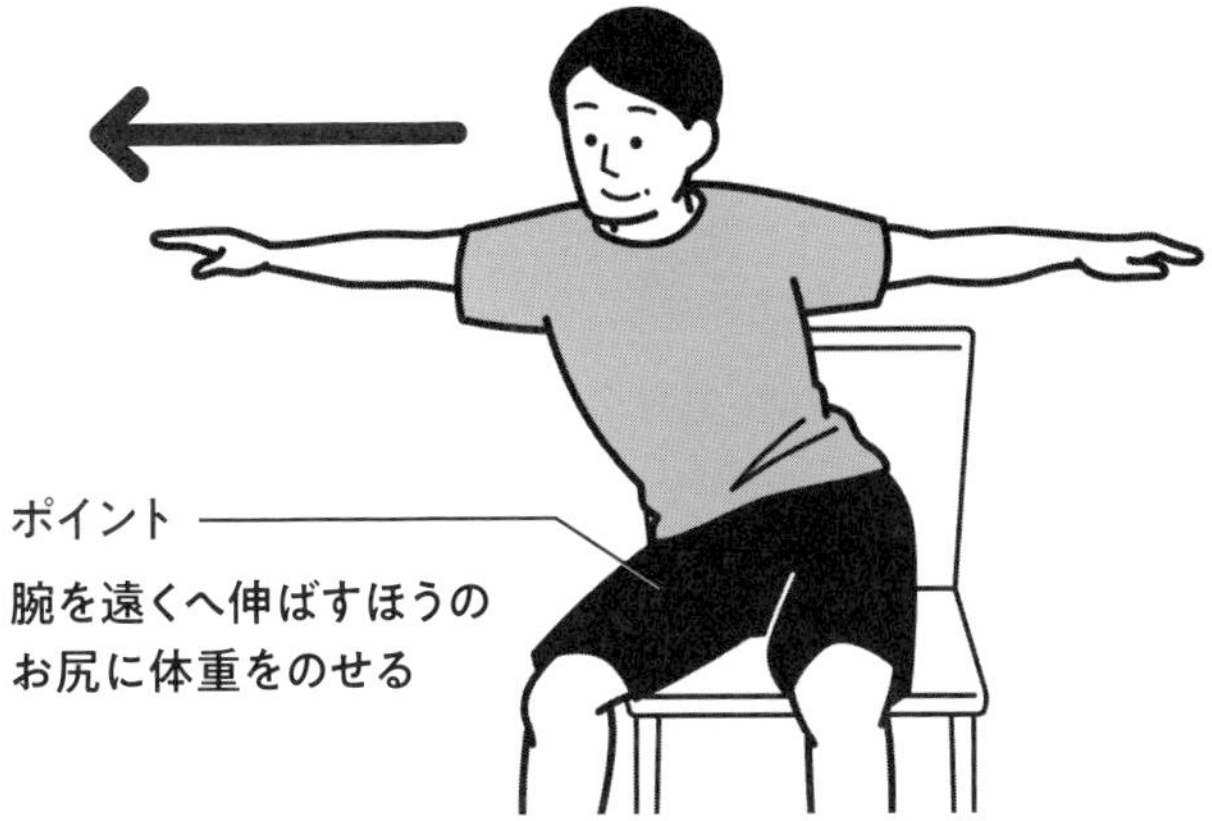
ポイント
腕を遠くへ伸ばすほうの
お尻に体重をのせる

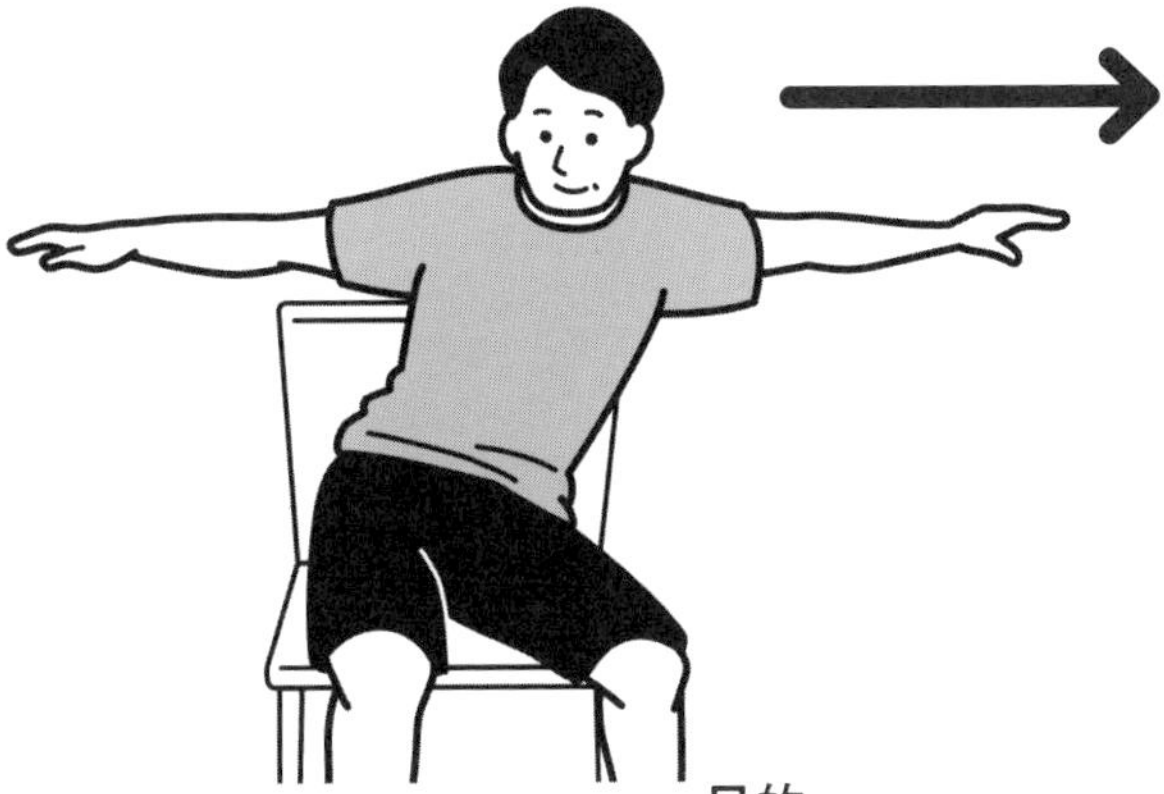

いすなどに座り、両手を広げてなるべく遠くをタッチする動作を左右交互に繰り返す。慣れてきたら足を上げて行うと、より高い筋トレ効果を得られる。

目的

前後だけでなく左右にも骨盤を動かすことで、骨盤という体幹の土台から姿勢改善を目指す。

回数の目安：左右交互に10～15回繰り返す

調整系の運動①

ウィンギングエクササイズ

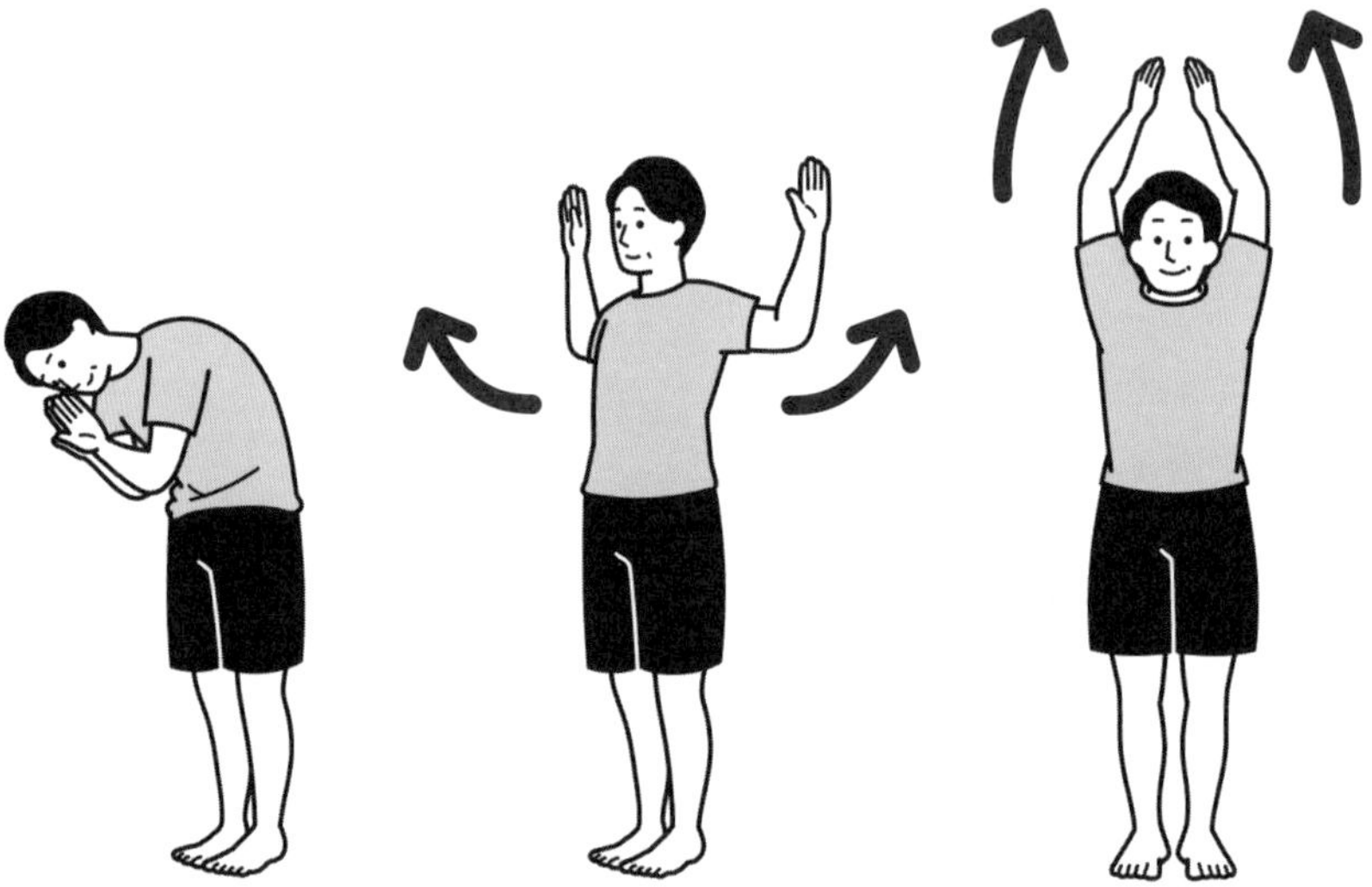

1

立位で背中を丸めて、顔の前で両手の甲を合わせる。

2

胸を開きながら両手を広げ、手のひらを外側へ向ける。

3

手のひらの向きはそのままで、両手を耳の横からうしろへ上げ、頭上で手の甲を合わせる。難しければ、手のひらは内向きでもよい。肩に痛みや違和感がある時は、腕を上げない。

目的

肩まわりをほぐすエクササイズ。1の動作で肩甲骨を開いて背骨を丸め、2と3で肩甲骨を寄せて背骨を反らす。

回数の目安：一連の動きを10～15回繰り返す

調整系の運動②

ランジツイスト

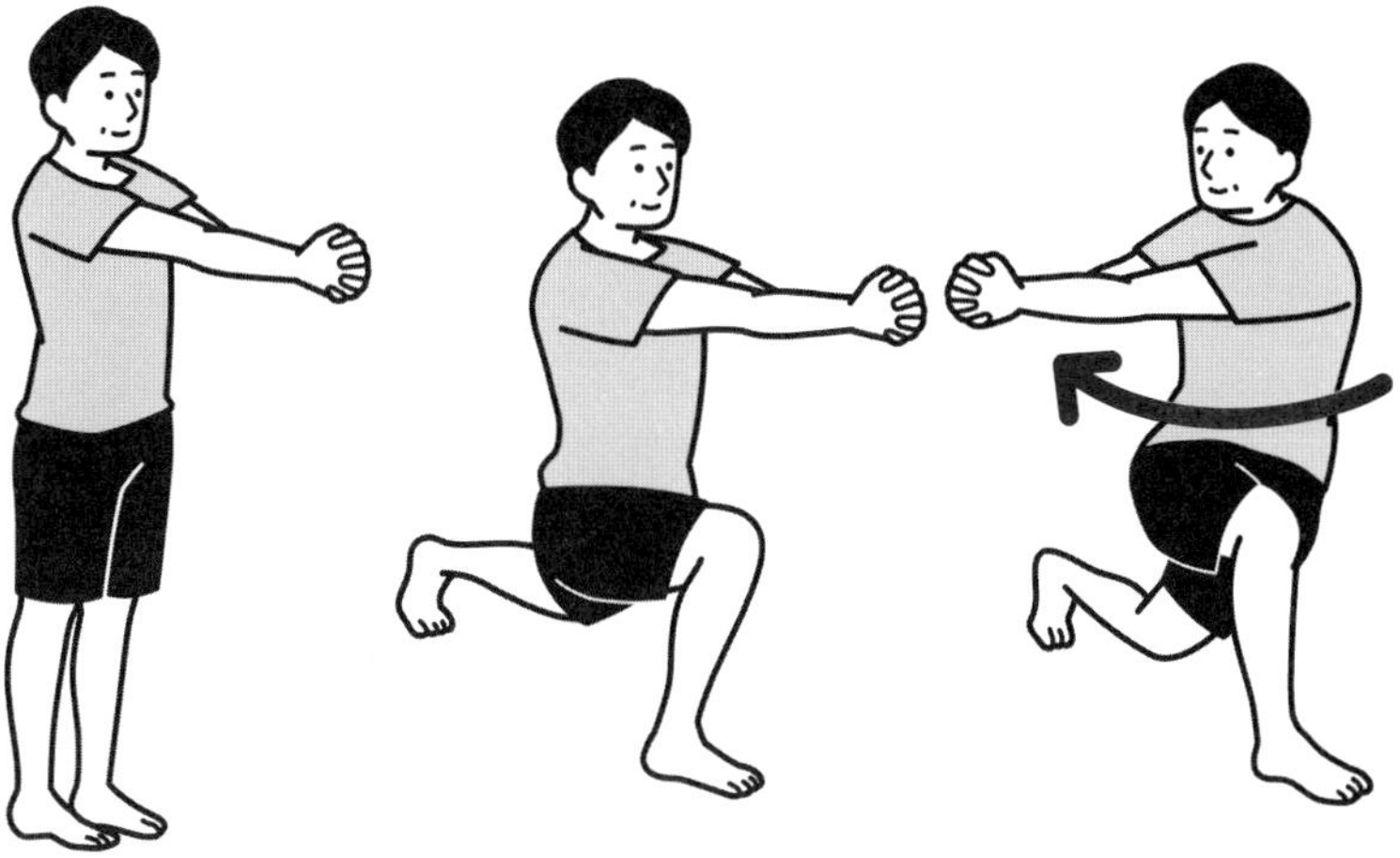

1

まっすぐ立ち、両手を前に伸ばして組む。

2

片方の脚を大きく前に出して腰を下に落とす。

3

前に出した脚のほうへ組んだ手を振り、上半身をひねる。一度元に戻し、脚を入れ替えて反対方向を行う。左右交互に繰り返す。

目的

下半身を使いこなし（土台をつくり）、体幹を大きく動かすエクササイズ。最初はゆっくり行い、慣れてきたら徐々に動作を速くしてもよい。ただし、動作を速くすることで体勢がぶれないように注意。また痛み防止のため、ひざが前に出ないように、お尻を真下に落とす。

回数の目安：左右交互に10～15回繰り返す

バランストレーニング①

ニーアップ

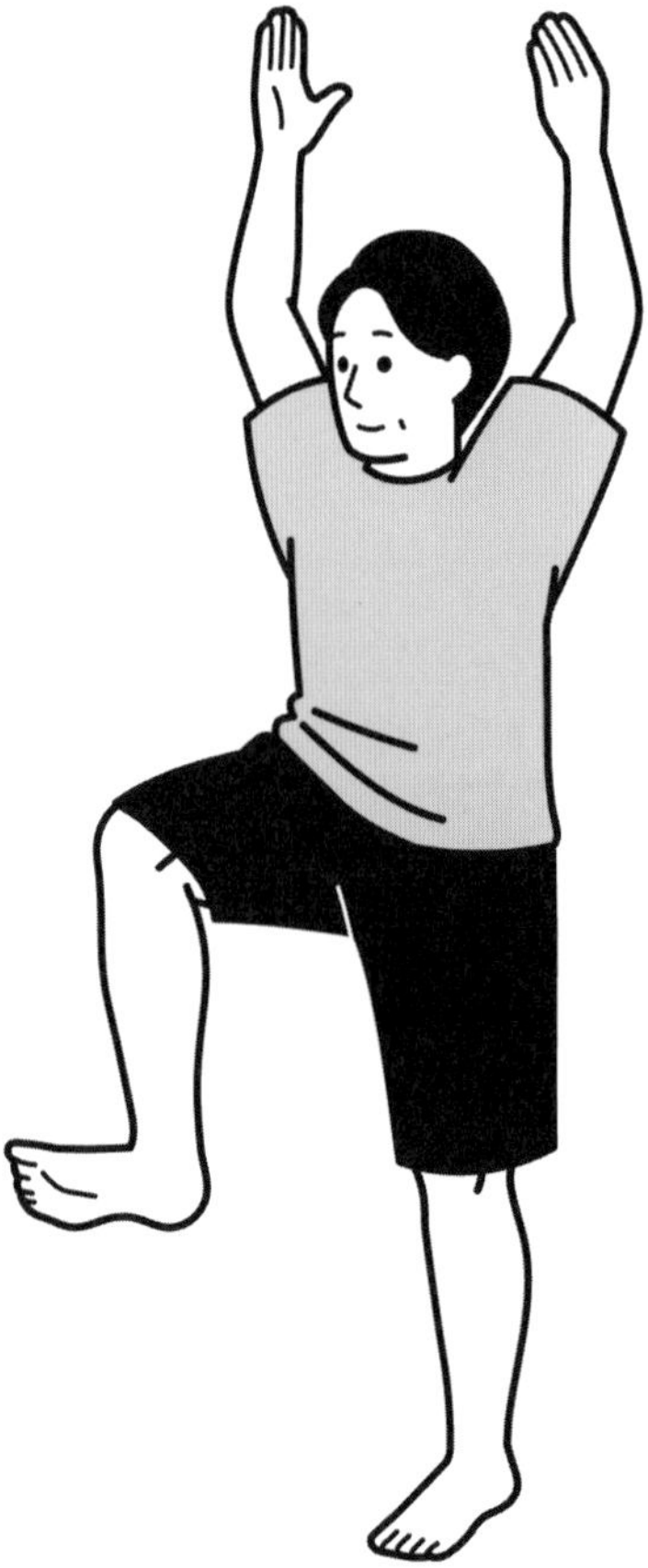

両手を挙げた状態で、左右いずれかのひざをゆっくり高く引き上げ、その姿勢を維持する。中身の入ったペットボトルを持って行うと、難易度を高められる。転倒防止のため、壁ぎわやテーブルの近くで行うとよい。

バランストレーニングのポイント

バランストレーニングを始める前に、足の裏や指をしっかりほぐしておく。はだしで、足の指を使ってしっかりと地面を踏みしめることが大切。

回数の目安：左右各 10～30秒間キープ× 3セット

バランストレーニング②

ファンクショナルリーチ

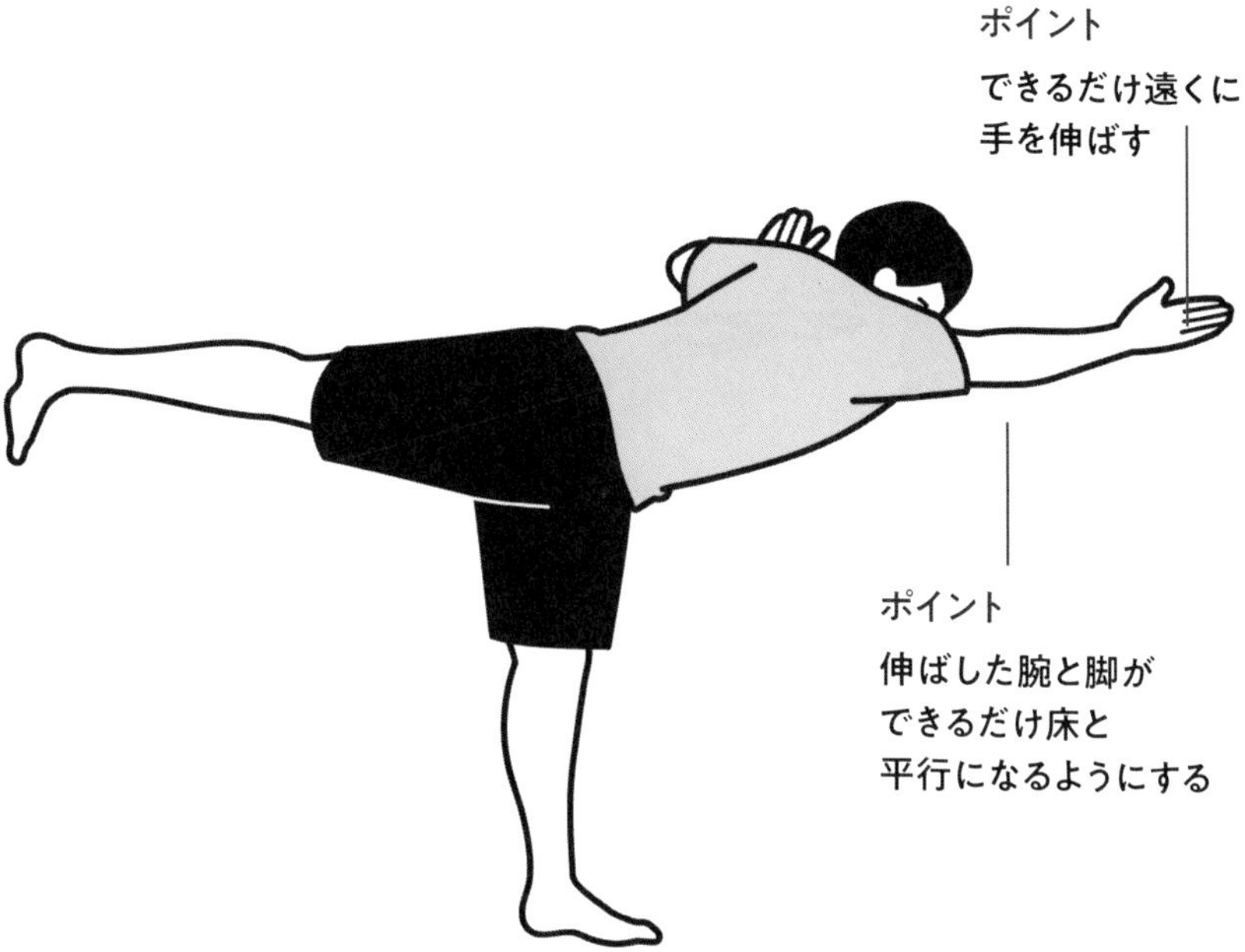
ポイント
できるだけ遠くに
手を伸ばす
ポイント
伸ばした腕と脚が
できるだけ床と
平行になるようにする

壁に対して横向きに立つ。壁から離れているほうの手を前方に遠くへ伸ばし、同じ側の脚はうしろへ伸ばして体をたおす。ゆっくりと元の姿勢に戻る。壁はあくまでも転倒防止なので、手は壁に添える程度で片脚でバランスをとる。

回数の目安：左右各 5～10 回× 3 セット

※体の向きを変える必要があるため、左右いずれかの脚で 5～10 回行ったら、反対側でも 5～10 回行い、これを 1 セットとする

脚の筋トレ③

スティッフレッグ・デッドリフト

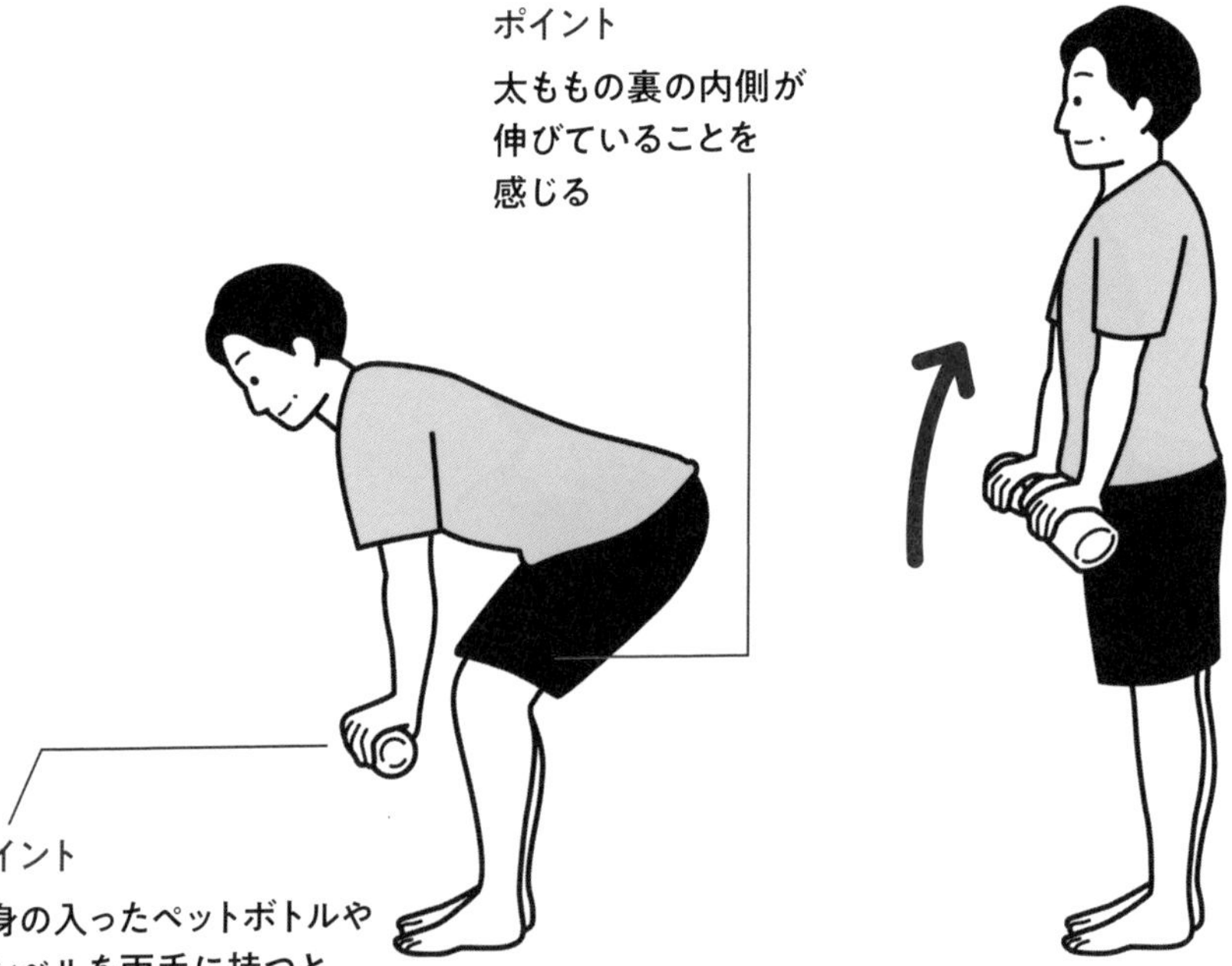
ポイント
ダンベルを両手に持つと
筋トレ効果が高まる。
持たなくてもよい

1 脚は肩幅程度に開き、ひざとつま先を前に向ける。ひざを軽く曲げ、背すじをまっすぐに保ったまま、水平になるまで脚のつけ根から上体をたおす。

2 1の姿勢から、まっすぐに立つように上半身を起こす。

回数の目安：ゆっくり丁寧に動いて太ももの裏の内側が熱くなるまで。あるいは30回から始めて徐々に増やす×3セット

脚の筋トレ④

スタンディングカーフレイズ

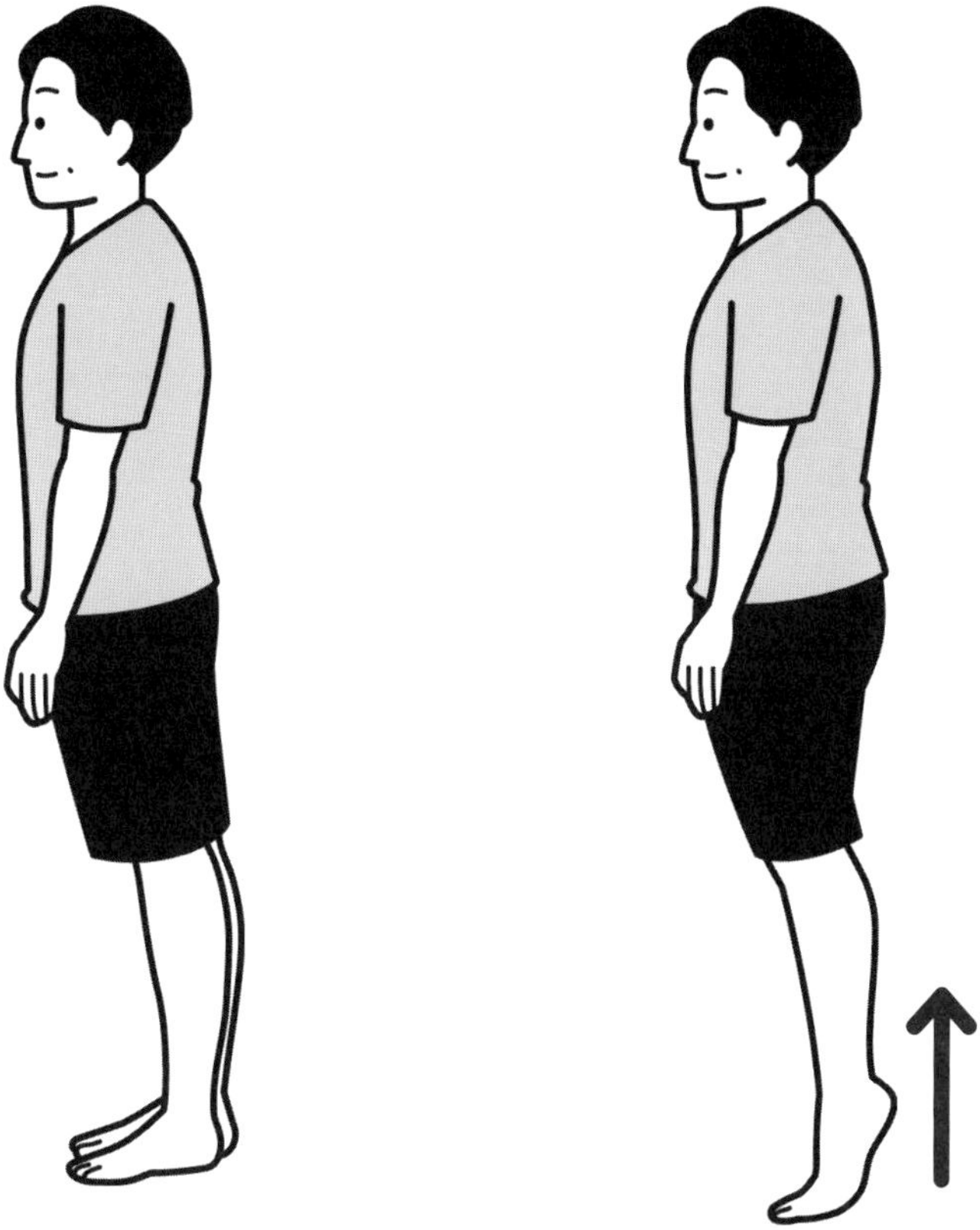

1 つま先を正面に向けてまっすぐ立つ。足の裏の親指側（母《ぼ》趾《し》球《きゅう》）に意識を集中させる。

2 背伸びをするように、かかとを上げ、足首を伸ばす。母趾球で床を押すようにする。

回数の目安：ゆっくり丁寧に動いてふくらはぎが熱くなるまで。あるいは30回から始めて徐々に増やす×3セット

体幹の筋トレ①

バックエクステンション

1

うつぶせになり、両手を前に伸ばす。

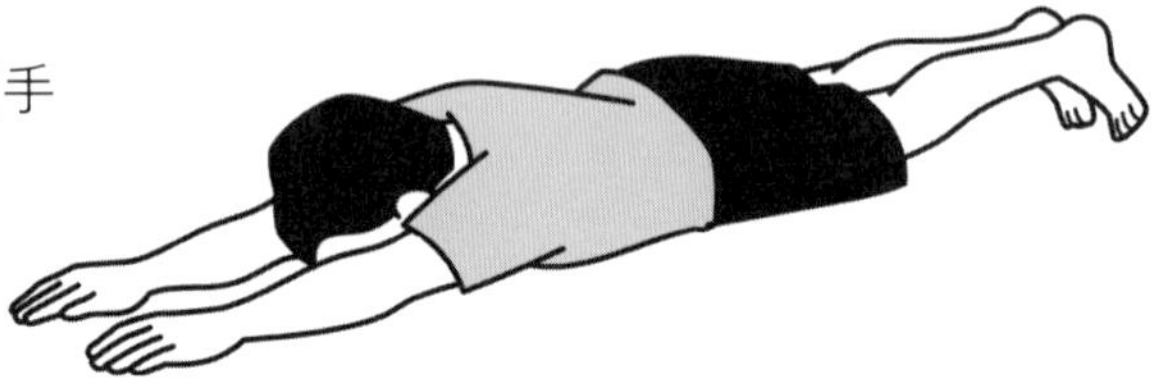

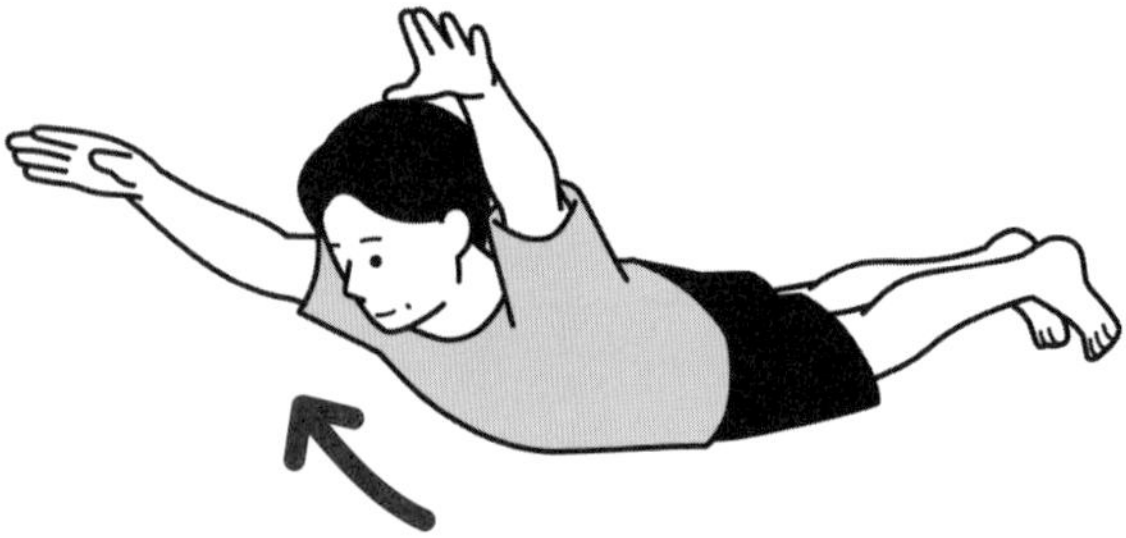

2

息を吐きながら、首→胸→腰と上体をゆっくり上げる。その後、息を吸いながらゆっくり元の姿勢に戻る。腰を反らせすぎないように注意。

[バリエーション]

うまくできない人は、気をつけのように両腕を体側につけるとラクになる。

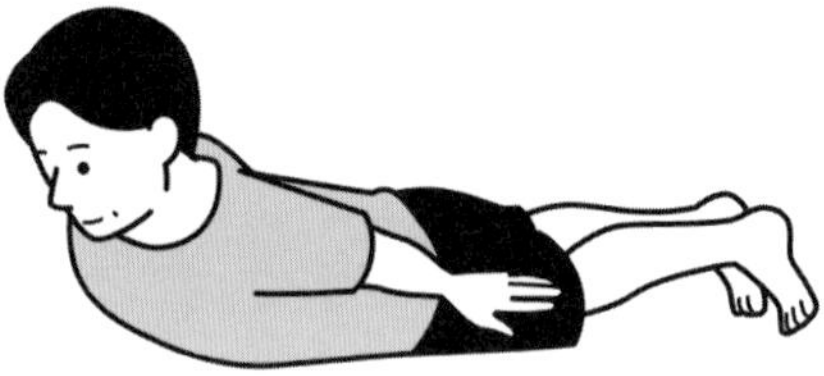

回数の目安：限界まで（背中が熱くなる、あるいは疲れたと感じるまで）×３セット

※最初は１回でも、１セットでもかまわない。だんだん回数やセット数を増やすことが大切

体幹の筋トレ②

シットアップ

1

あおむけになって、ひざを立てる。手は胸の前で交差させる。

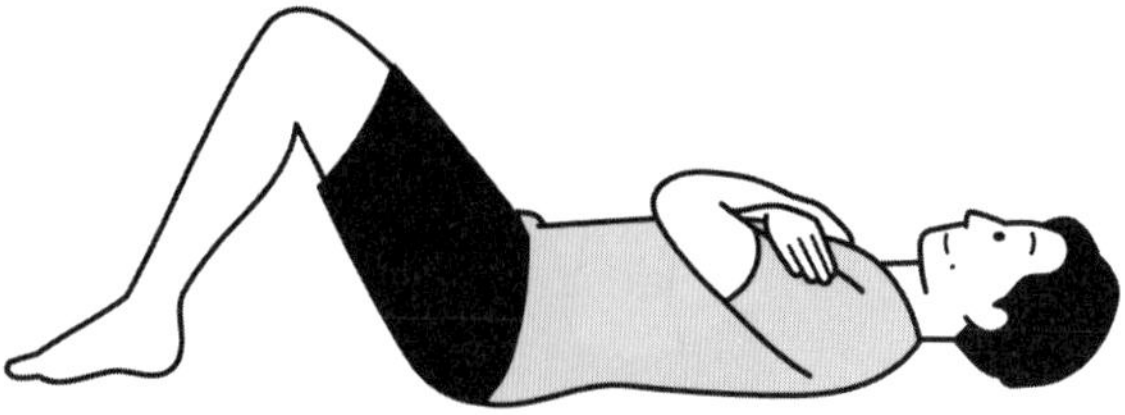

2

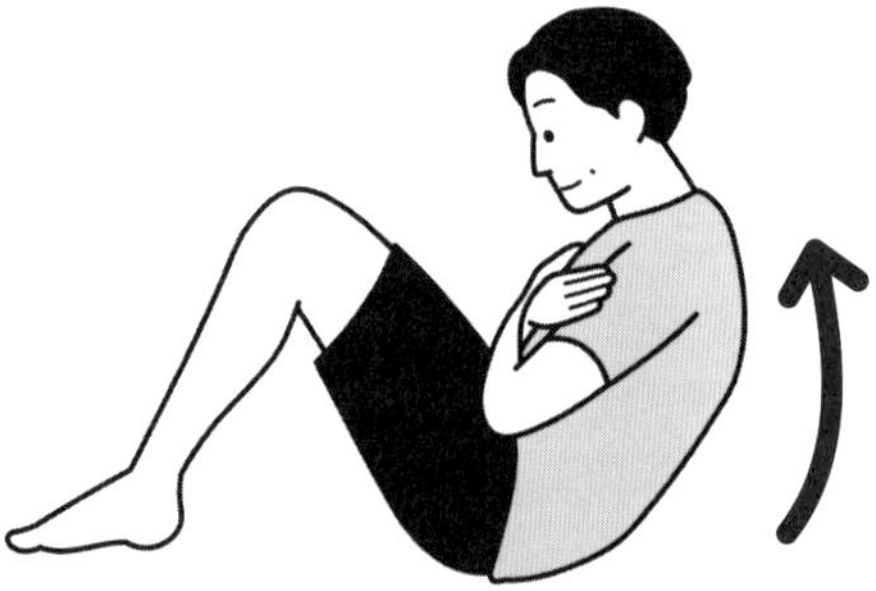

息を吐きながら、ゆっくり上体を丸めるように起こす。頭→肩→腰と順番に持ち上げる。起き上がれなければ、脚をつかんで引きつけるだけでもよい。その後、息を吸いながら腰→肩→頭と床につき、ゆっくり元の姿勢に戻る。

[バリエーション]

うまくできない場合は、脚のつけ根とひざがそれぞれ90度になるように脚を上げ、腕を前に伸ばして上体を頭→肩の順に丸める。

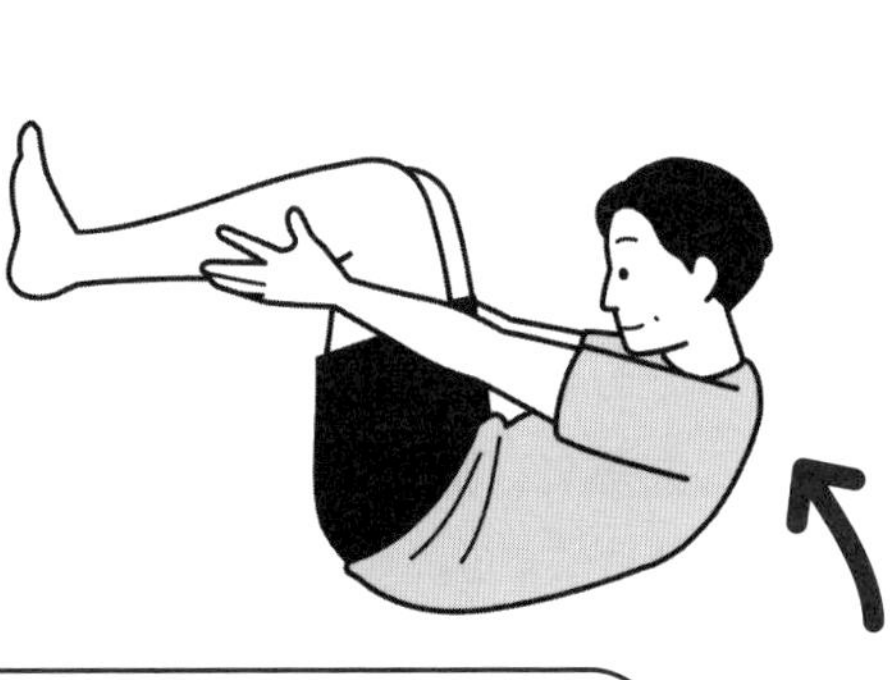

回数の目安：限界まで（おなかが熱くなる、あるいは疲れたと感じるまで）×3セット

持久力①

階段の上り（下り）

1段あたりの高さによっては、1段飛ばしや２段飛ばしで上ってもよい。
いろいろな上り方をすることで刺激に多様性を持たせ、
まんべんなく鍛え、停滞させない。
どのように鍛えたいのかによって使い分けてもよい。

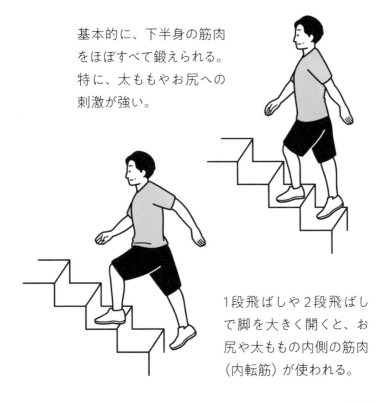

基本的に、下半身の筋肉をほぼすべて鍛えられる。特に、太ももやお尻への刺激が強い。

1段飛ばしや２段飛ばしで脚を大きく開くと、お尻や太ももの内側の筋肉（内転筋）が使われる。

回数の目安：体力と1段の高さにもよるが、
少しずつ継続時間や速度を増やしていく。
30秒階段→1分休憩×３セットなどとして、増やしていくのもよい

持久力②

坂道の上り（下り）

散歩だけでは、筋力や持久力を高める効果が低い。
階段や坂道を上ることで、お尻や太ももの大きな筋肉を使い、
筋力も持久力も高めることが可能になる。

階段や坂道の下りは、ひざや足首への負担が大きいので注意。緩やかなルートで迂回してもよいし、エレベーターやエスカレーターを利用してもよい。

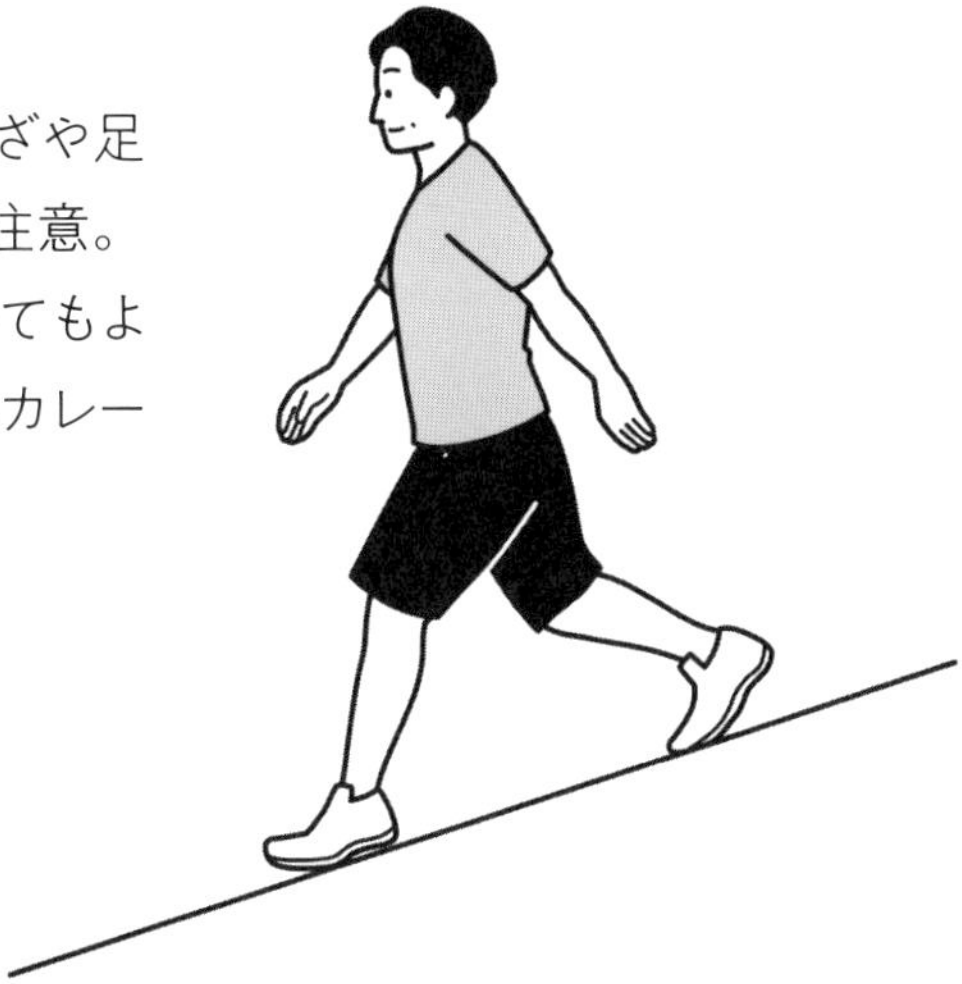

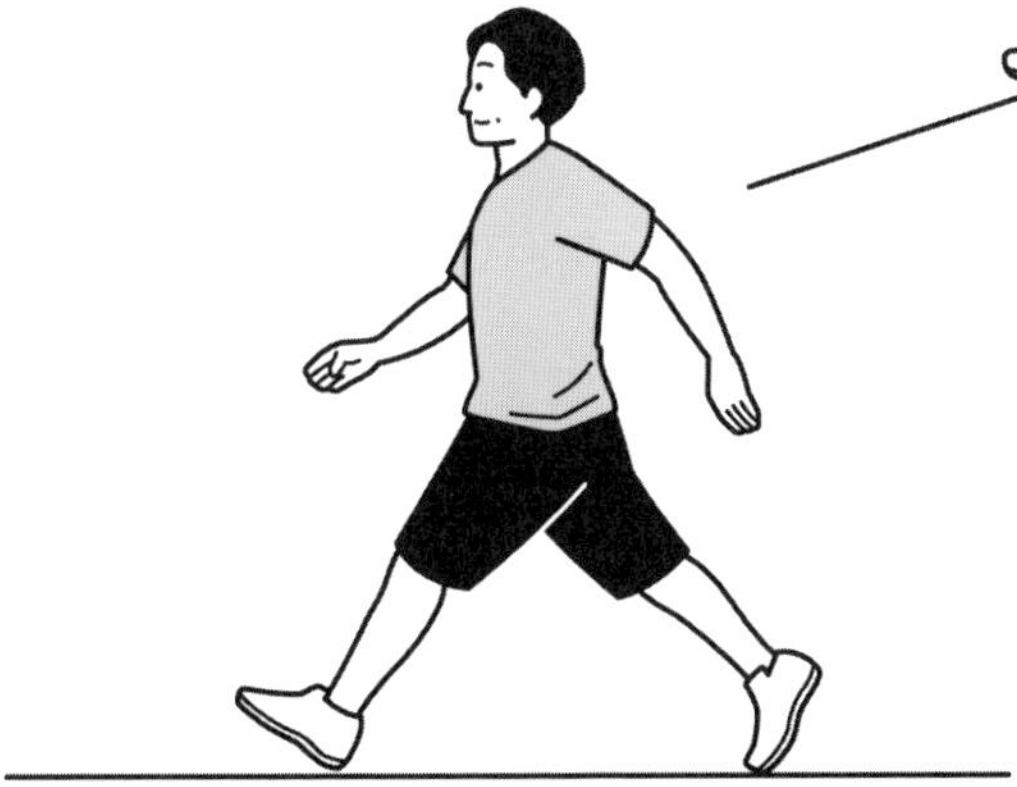

散歩の場合

大股や早歩きで、持久力を高められる。早歩きと普通歩きを交互に行うのもおすすめ。

回数の目安：体力と坂道の勾配にもよるが、
少しずつ継続時間や速度を増やしていく。
30秒坂道→1分休憩×3セットなどとして、増やしていくのもよい

さまざまな利点があるジム。その選び方が鍵

初心者でもレベルの高いジムへ行くべきです。なぜなら、レベルの高いジムにはレベルの高いトレーナーがいるからです。93ページにジムの種類とメリット、デメリットをまとめたので、ジム選びの参考にしてみてください。

最短で無駄なく体を鍛えるためには、最初にいいトレーナーに出会えるかどうかが肝心です。ここでいう〝いいトレーナー〟とは、「専門的な内容をきちんと学んでいること」「自分自身もトレーニングをして体を鍛えていること」の両方を満たしているトレーナーのことです。理学療法士や柔道整復師などの医療系の国家資格を有している人はなおさらよいと思います。疾病に関する知識もあるので、不安なことがあるときには相談できるでしょう。栄養士も国家資格であり、食に関する専門家ですので心強い味方になります。

ジムでトレーニングを行うメリット・デメリット

［メリット］

・マシンやダンベルで重量負荷をかけることにより、少ない回数で筋肉に十分な刺激を与えることができる（何も持たずにスクワットを50回するよりも、ダンベルを持って10回やるほうが、気持ち的にラク）

［デメリット］

・ジムまで行くのに時間がかかる

→ 通うのが億劫にならないために、自宅や勤め先に近いジムを選ぶ

→ 自転車や徒歩で行ける範囲であれば、ジムまでの往復が持久力トレーニングの代わりになるというよさもある

ジムの種類とメリット・デメリット

種類	料金	トレーナー	メリット	デメリット
総合型フィットネスクラブ	△	△	・プールやスタジオのほか、ゴルフやテニスなどのスポーツが行える施設を併設していることもある ・大浴場やサウナなどのリラクゼーション施設も充実していることが多い ・契約トレーナーがいれば、高品質	・会費制で、24時間ジムに比べると会費は高め（月額1万円前後） ・トレーニング機器は、専門的ジムに比べると劣ることがある
ボディビルなどの専門的ジム	△	○	・レベルの高いトレーナーが常駐している ・マシンなどの設備が充実している	・会費制で、24時間ジムに比べると会費は高め（月額1万円前後）
24時間ジム	○	×	・会費が比較的安い ・曜日や時間帯を気にせずに通える	・トレーナーがいる時間が限られ、1人でトレーニングを進めなければならない
公営ジム	◎	△	・居住地域（就業地域）なら安い料金で利用可能 ・月額ではなく都度払いで、しかも安い（数百円）	・施設や設備で劣ることがある（トレーニング器具が少ない、古いなど） ・トレーナーが常駐していないケースもある
パーソナルトレーニングジム	×	◎	・マンツーマン指導で、初心者でも安心 ・予約制であるため、運動を習慣づけやすい	・利用料金が高い（月額で数十万円になることも） ・トレーナーとの相性が合わない可能性がある

ジムでの筋トレ①

レッグプレス

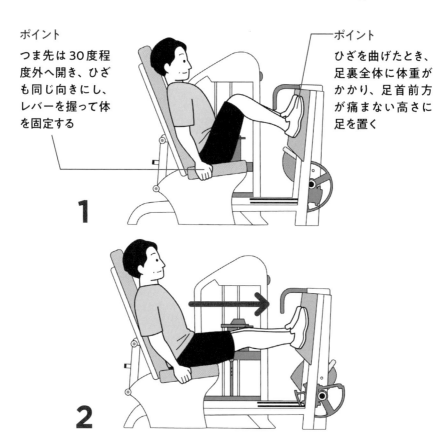

ポイント
つま先は30度程度外へ開き、ひざも同じ向きにし、レバーを握って体を固定する

ポイント
ひざを曲げたとき、足裏全体に体重がかかり、足首前方が痛まない高さに足を置く

1

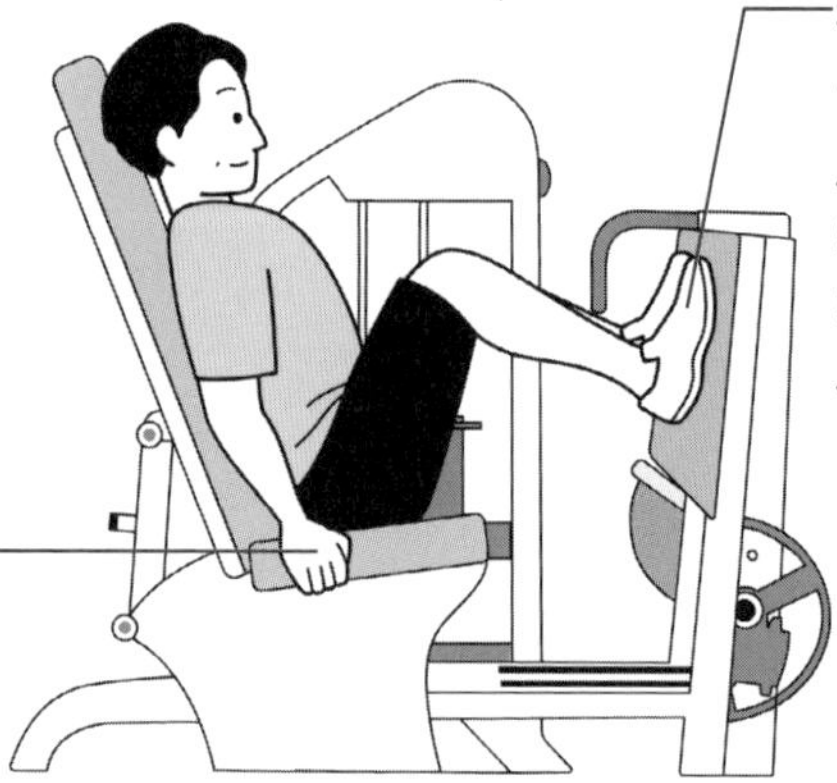

2

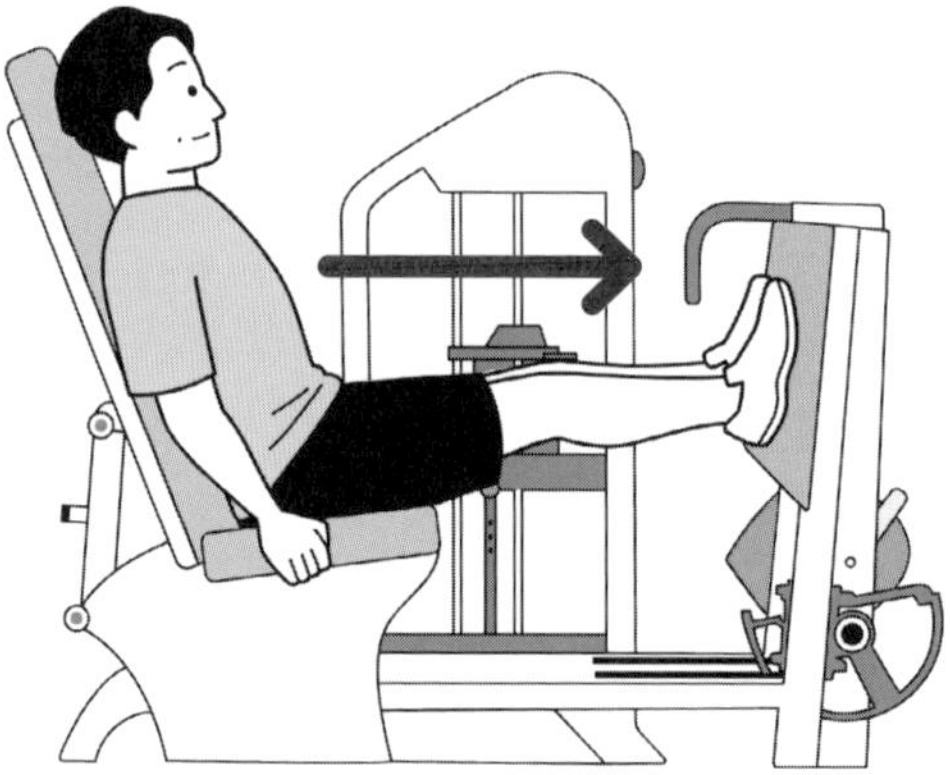

マシンに座り、足を肩幅程度に開いてフットプレートに置く。ひざが左右にぶれないよう、伸ばし切らない程度までフットプレートを押し、元に戻す。

主に鍛える部位：脚（大腿《だいたい》四《し》頭筋《とうきん》）
回数の目安：10～20回できる重量×3セット

ジムでの筋トレ②
シングルレッグプレス

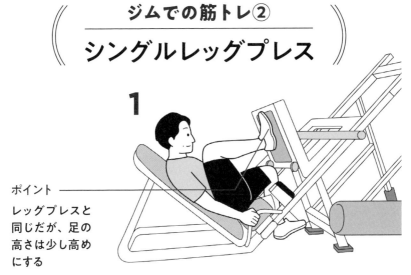

1

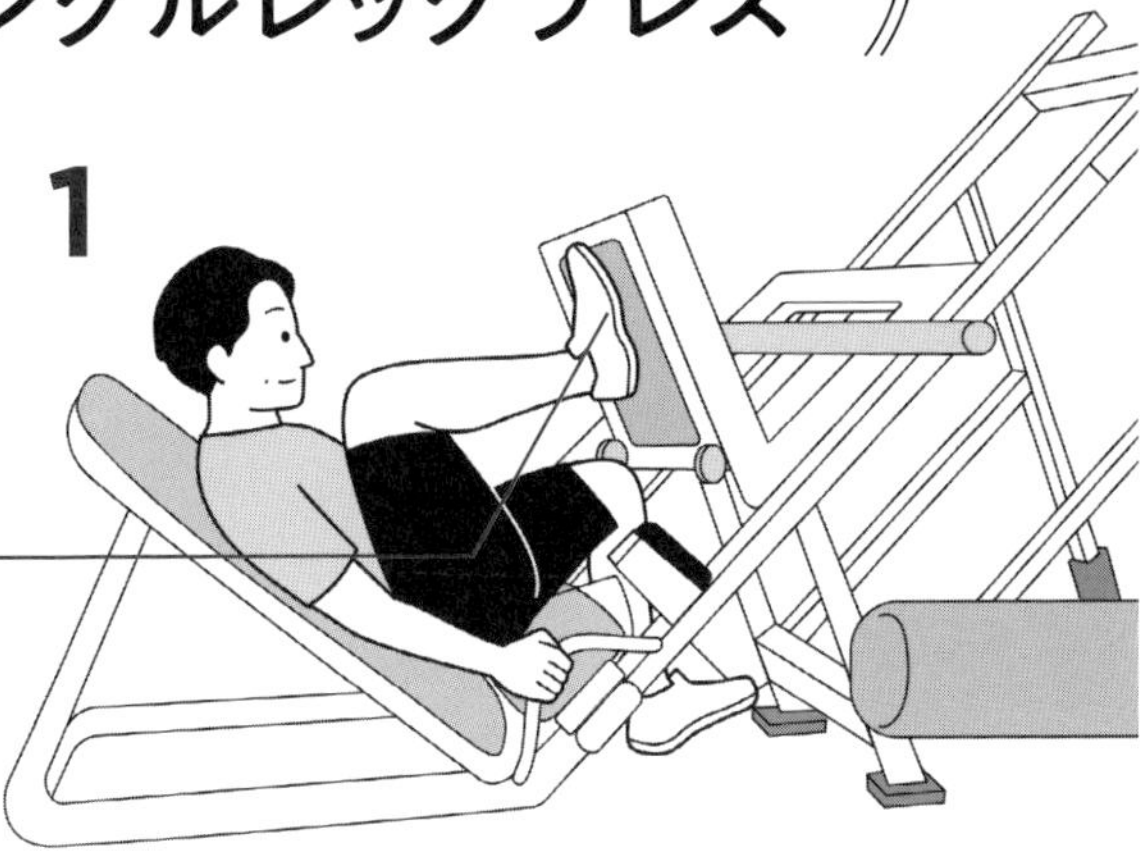

ポイント
レッグプレスと同じだが、足の高さは少し高めにする

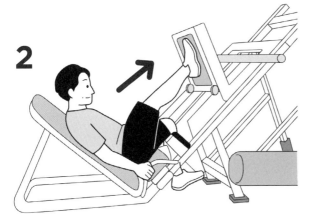

2

※両足をフットプレートにつけて、片足メインで押してもよい。ケガの危険を回避できる

片方の足をプレートに置く。足を置く位置は両足で行うときから一足分内側に入れる。ひざが左右にぶれないよう、伸ばし切らない程度まで片足でフットプレートを押し、元に戻す。

主に鍛える部位：お尻（大臀筋《でんきん》、中臀筋《でんきん》）
回数の目安：10～20回できる重量×3セット

ジムでの筋トレ③

チェストプレス

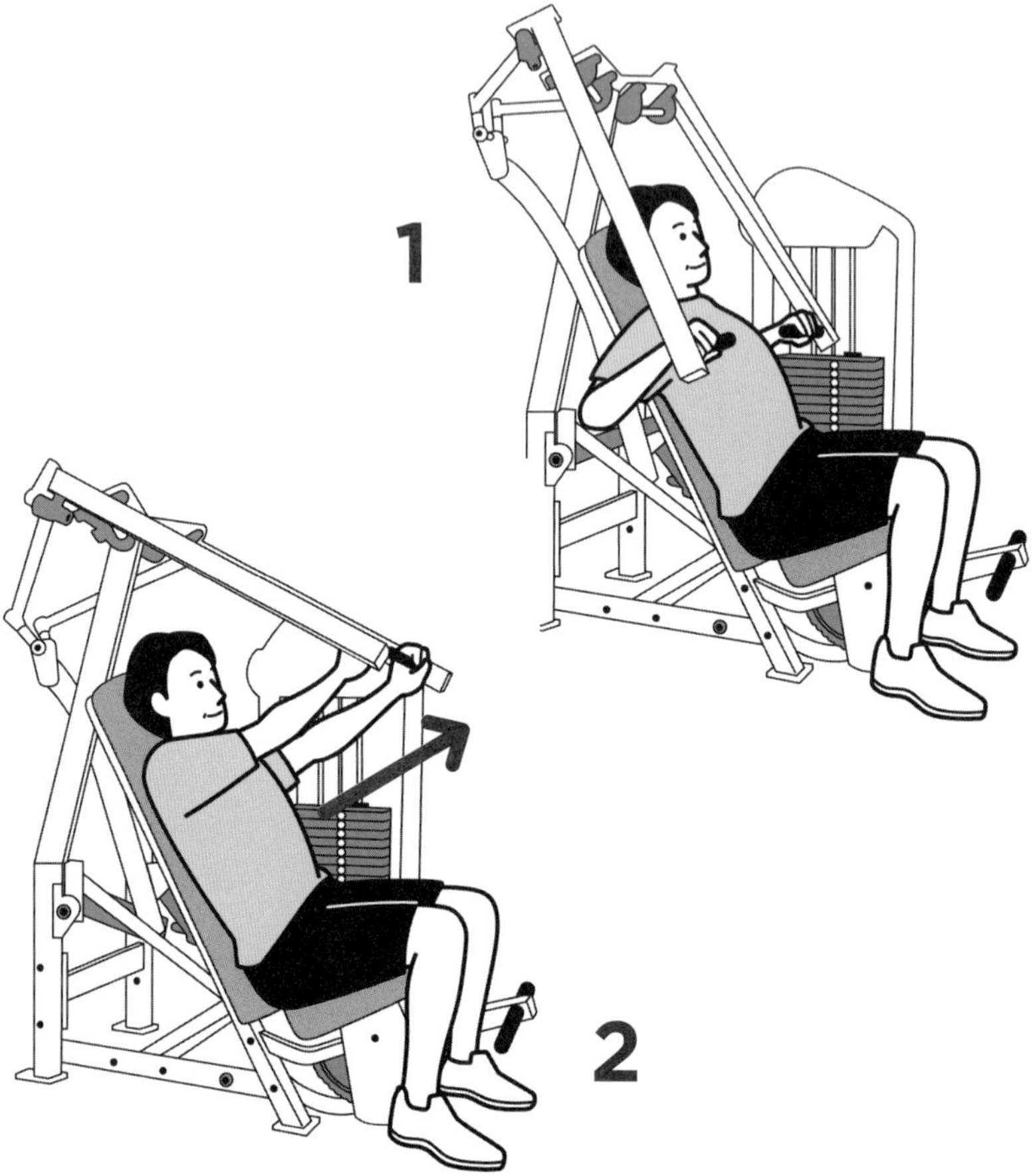

脚を軽く開いてマシンに深く腰かける。手の幅が肩幅よりも広めになるようにハンドルを握り、胸を張ったまま、ハンドルを押す。

主に鍛える部位：胸（大胸筋）
回数の目安：10～20回できる重量×3セット

ジムでの筋トレ④

マシンショルダープレス

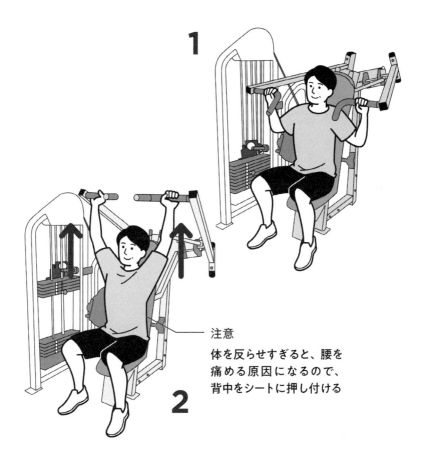

注意
体を反らせすぎると、腰を
痛める原因になるので、
背中をシートに押し付ける

脚を軽く開いてマシンに深く腰かける。手の幅が肩幅よりも広めになるようにハンドルを握り、ハンドルを上に押す。ひじは伸ばし切る寸前で止めて、切り返す。

主に鍛える部位：肩（三角筋）
回数の目安：10～20回できる重量×3セット

ジムでの筋トレ⑤

ラットプルダウン

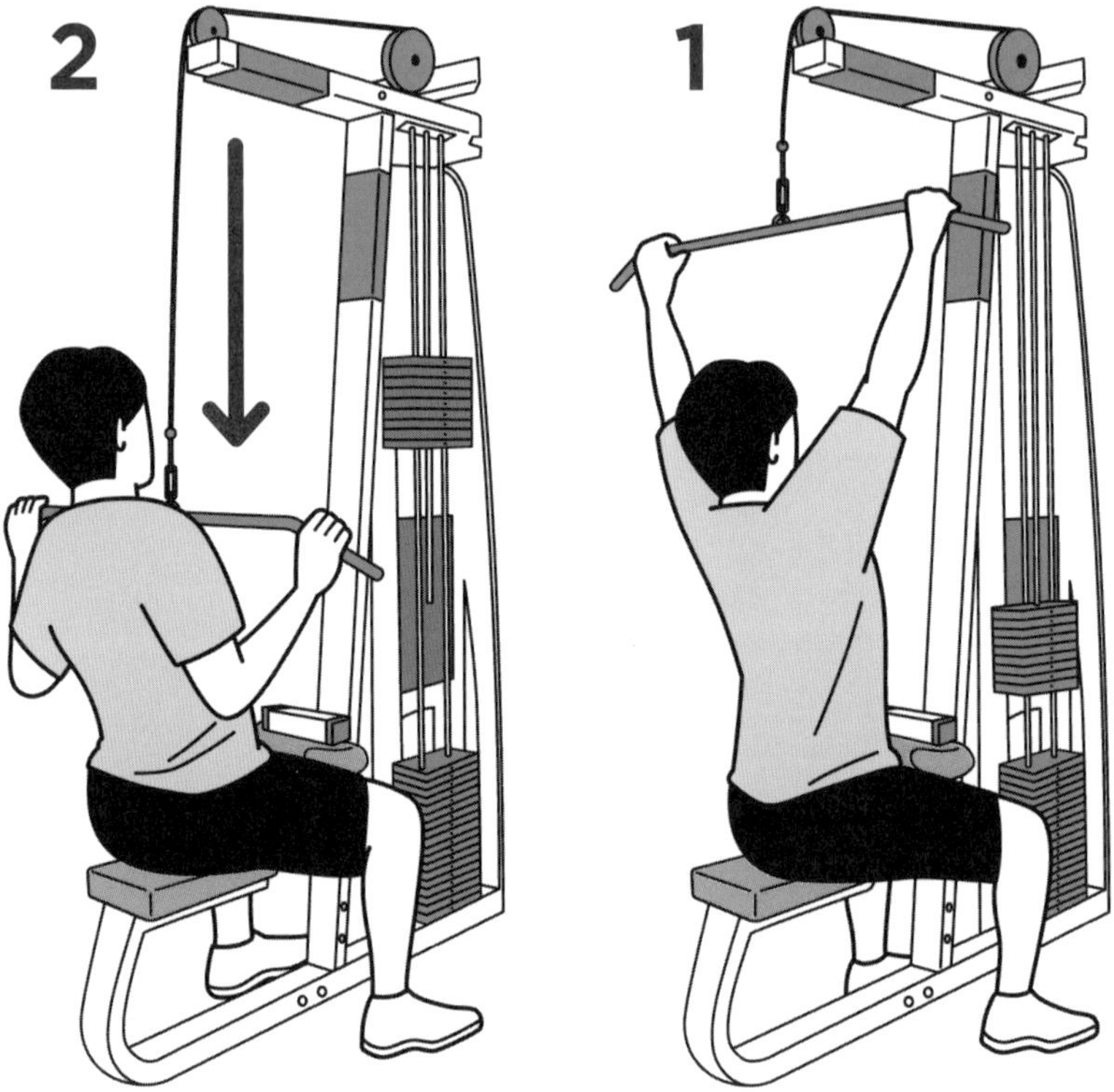

マシンに座って肩幅より少し広めの手幅になるようにバーを持つ。胸を張りながら、胸の上部に向かってバーを引きつける。

主に鍛える部位：背中（広背筋）
回数の目安：10～20回できる重量×3セット

ジムでの筋トレ⑥

シーテッドロウ

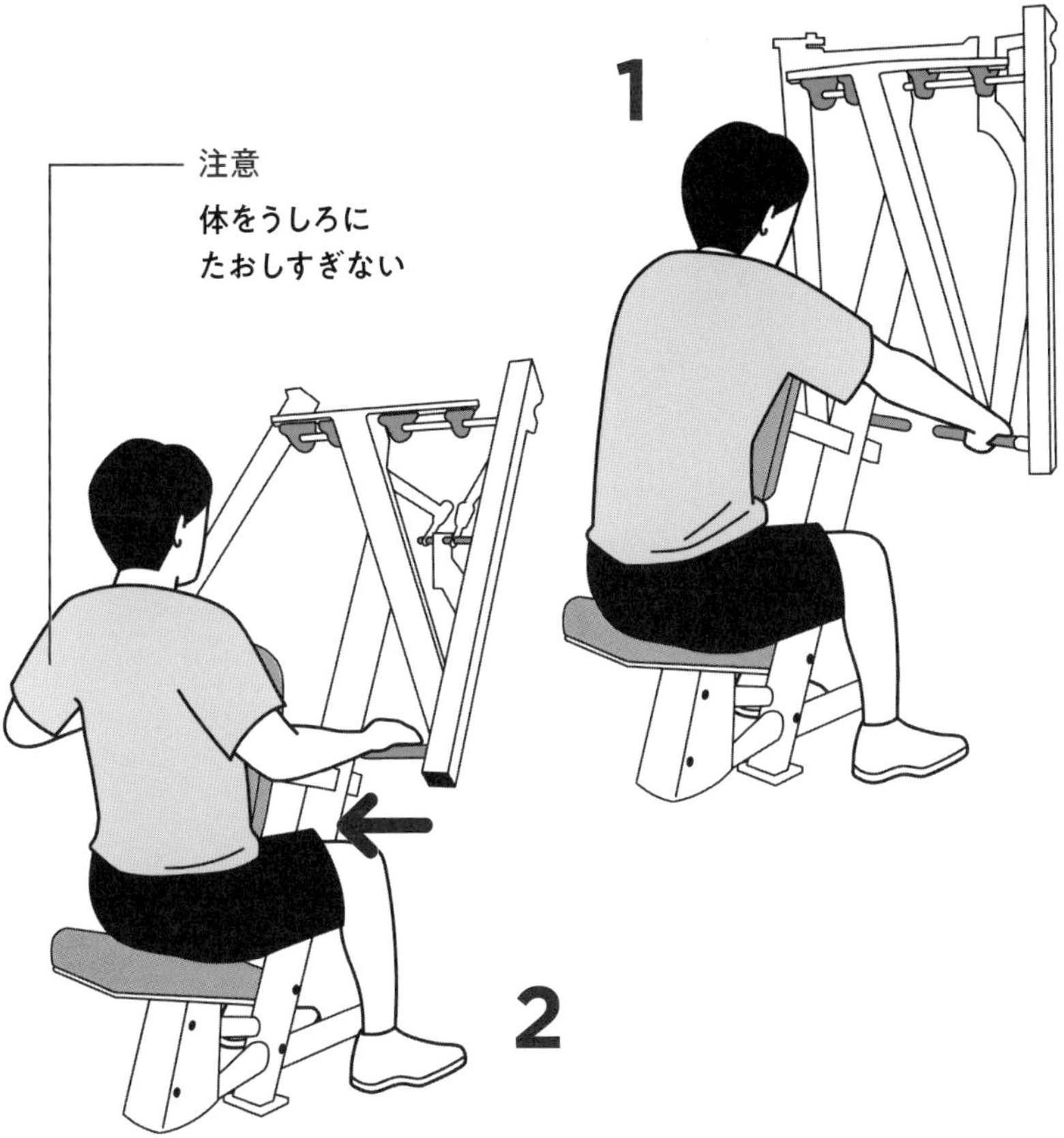
1
注意
体をうしろに
たおしすぎない
2

マシンに座ったら、肩幅より少し広めの手幅になるようにバーを持ち、背中を丸める。その姿勢から、胸を張りながら後方へバーを引く。

主に鍛える部位：背中（僧帽筋）
回数の目安：10～20回できる重量×3セット

痛みのほぐし方①

首

痛みをほぐすアイテム

フォームローラー（ストレッチポール）やマッサージボール（テニスボールやゴルフボールを靴下などに入れてもよい）があるとケアの幅が広がる。ディスカウントストアや100円ショップなどでも取り扱っている。

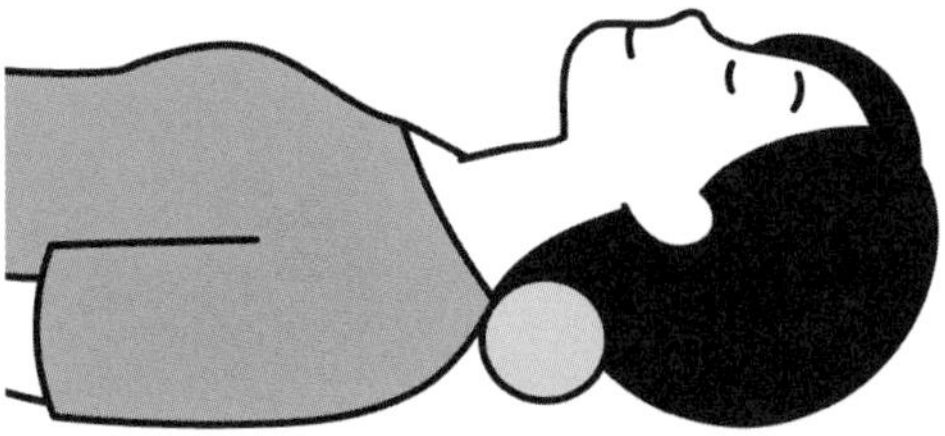

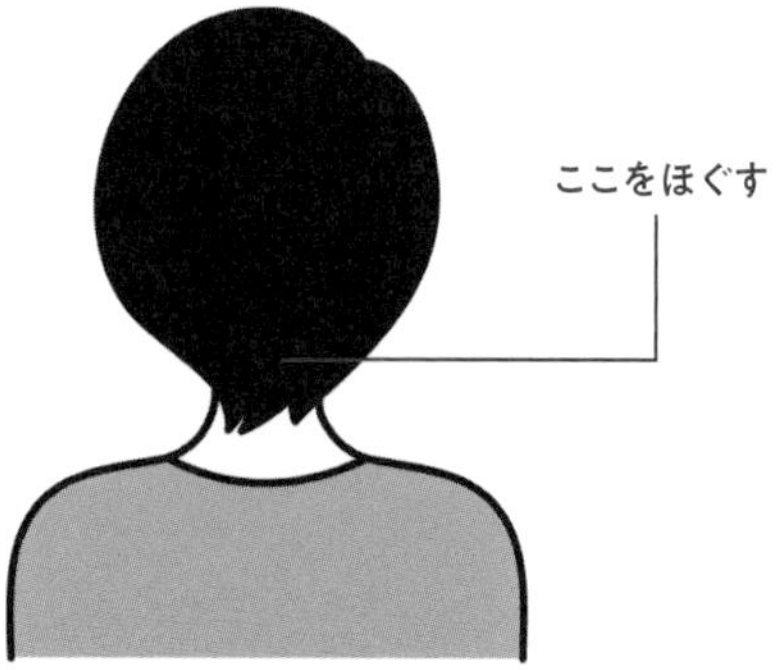

あおむけに寝て、頭部と首の境目の部分にマッサージボールなどを当てる。頭を預けるようにリラックスすることで首の力が抜け、頭の重みで刺激が得やすい。

痛みのほぐし方②

肩

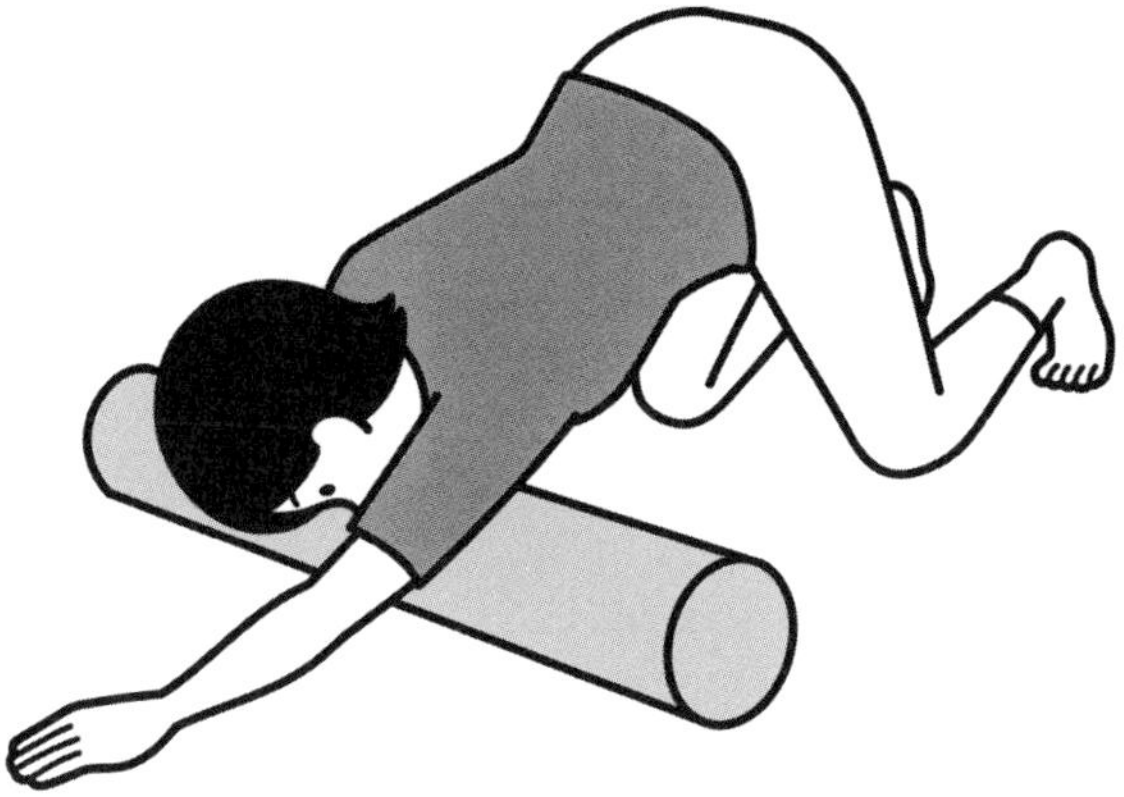

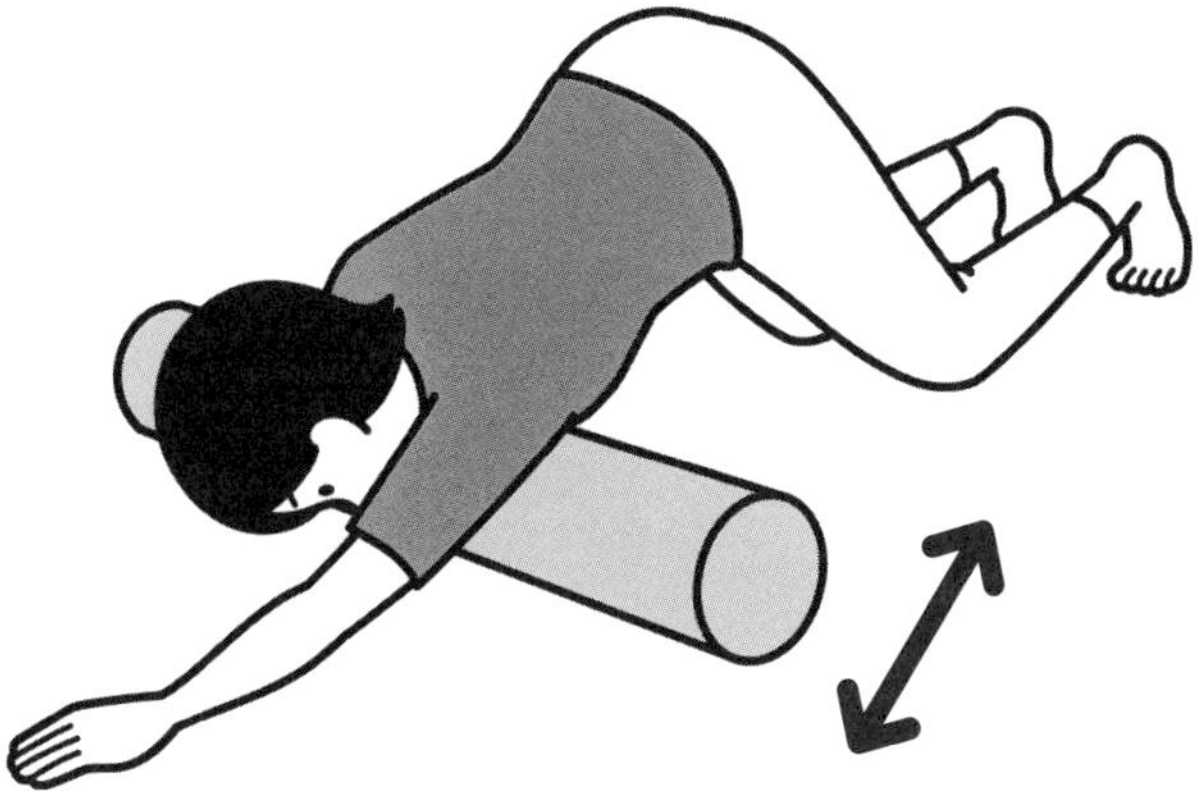

正座した状態から上体を前にたおし、左右いずれかの腕のつけ根の下にフォームローラーを置く。そのまま前後に体重移動し、肩から胸の下までフォームローラーを動かし、圧迫して押しほぐす。反対側も同様に行う。

※フォームローラーがなければ、中身の入ったペットボトルにタオルを巻いたものでも代用可

痛みのほぐし方③

腰

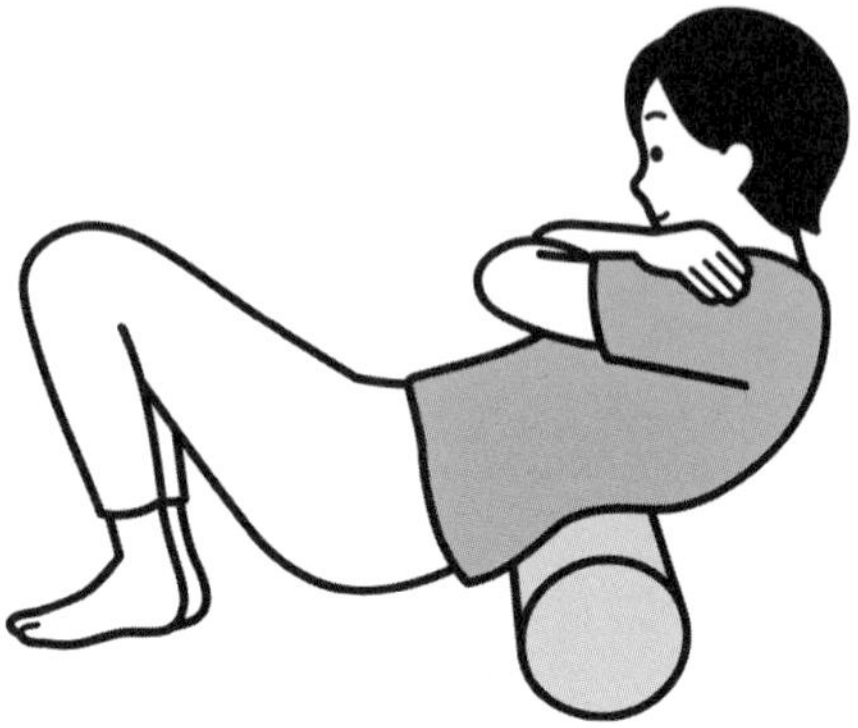

1 ひざを曲げてあおむけになり、背中の中央部分をフォームローラーにのせる。お尻と頭を浮かせる。背中を丸め、両腕は胸の前で組む。

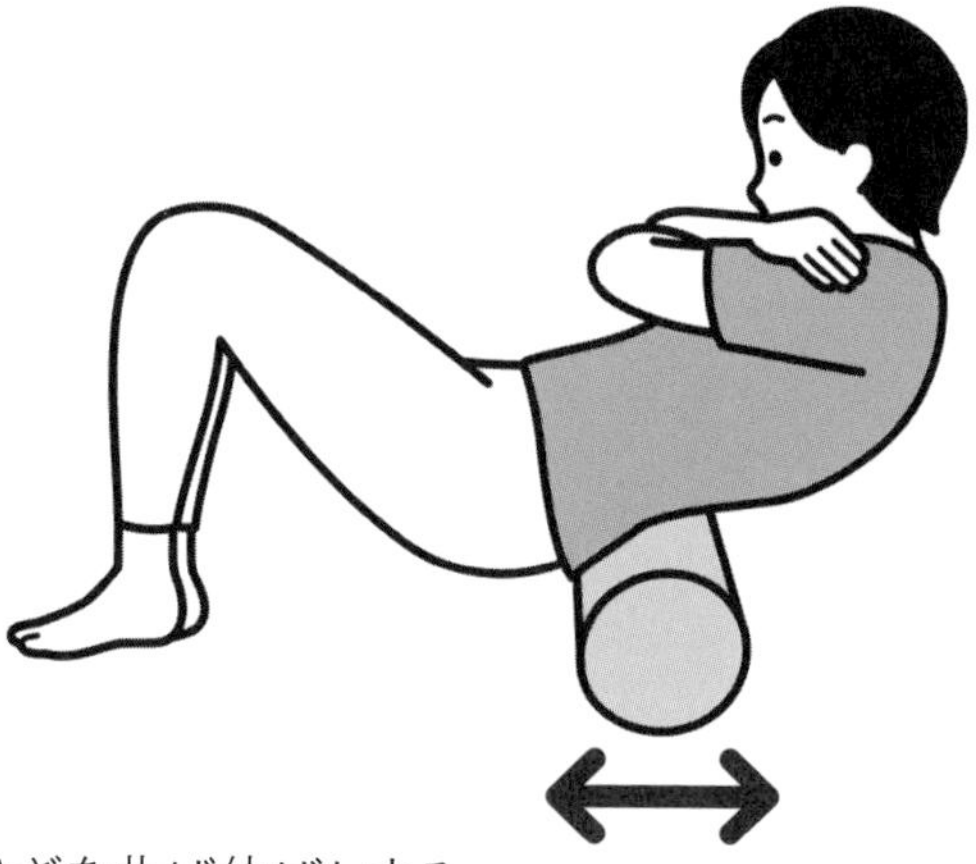

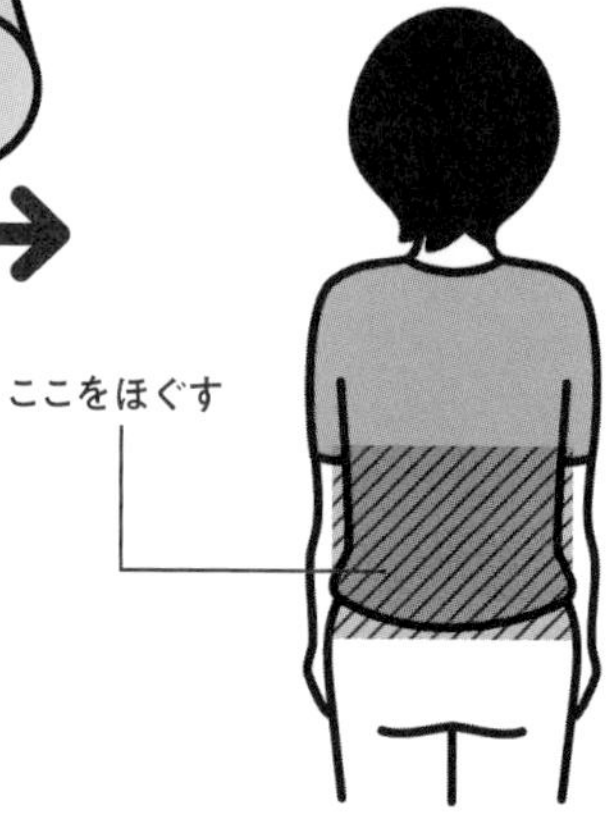

2 ひざを曲げ伸ばしすることでフォームローラーを転がし、腰から背中中部にかけてほぐす。左右どちらかに体重をかけると、より強くほぐせる。

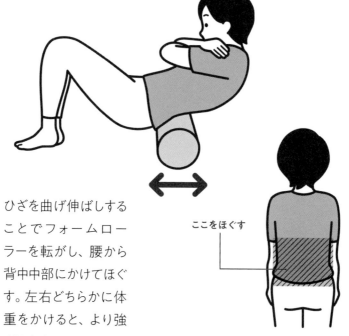

痛みのほぐし方④

ひざのお皿（膝蓋骨《しつがいこつ》）周辺

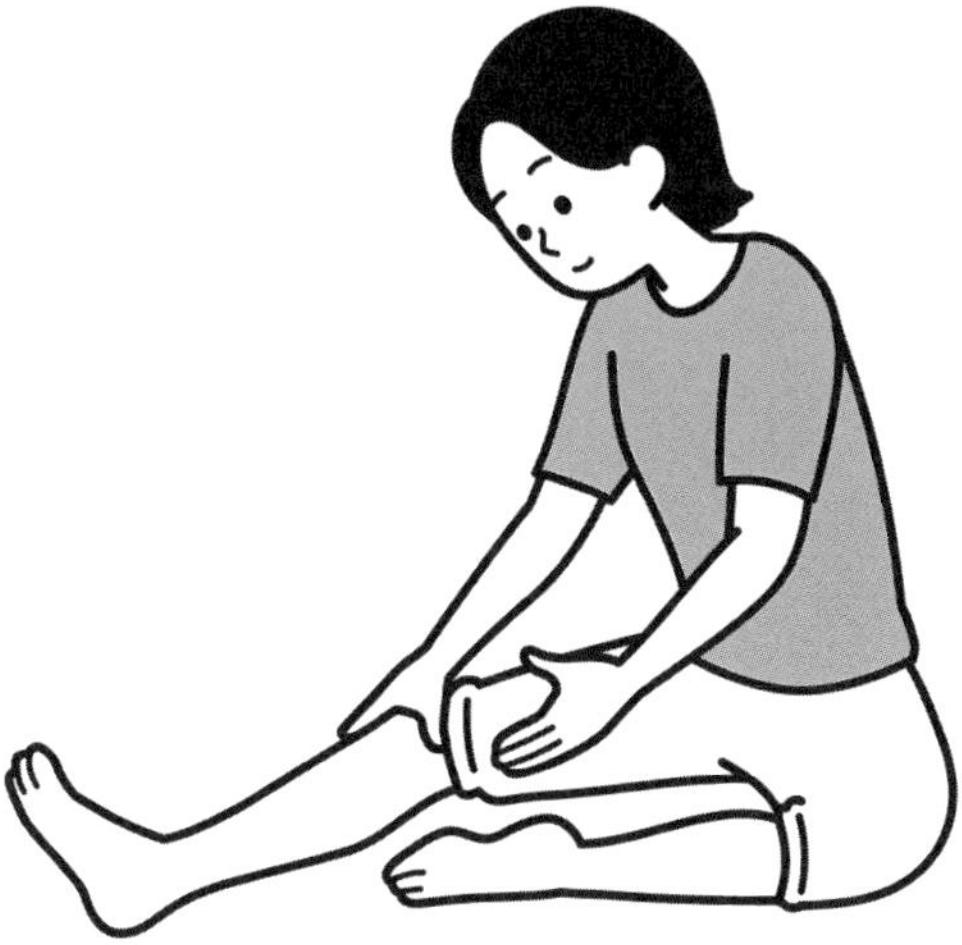

1 床に座り片脚を伸ばす。座って行うとひざまわりの筋肉が脱力するので、お皿を動かしやすい。

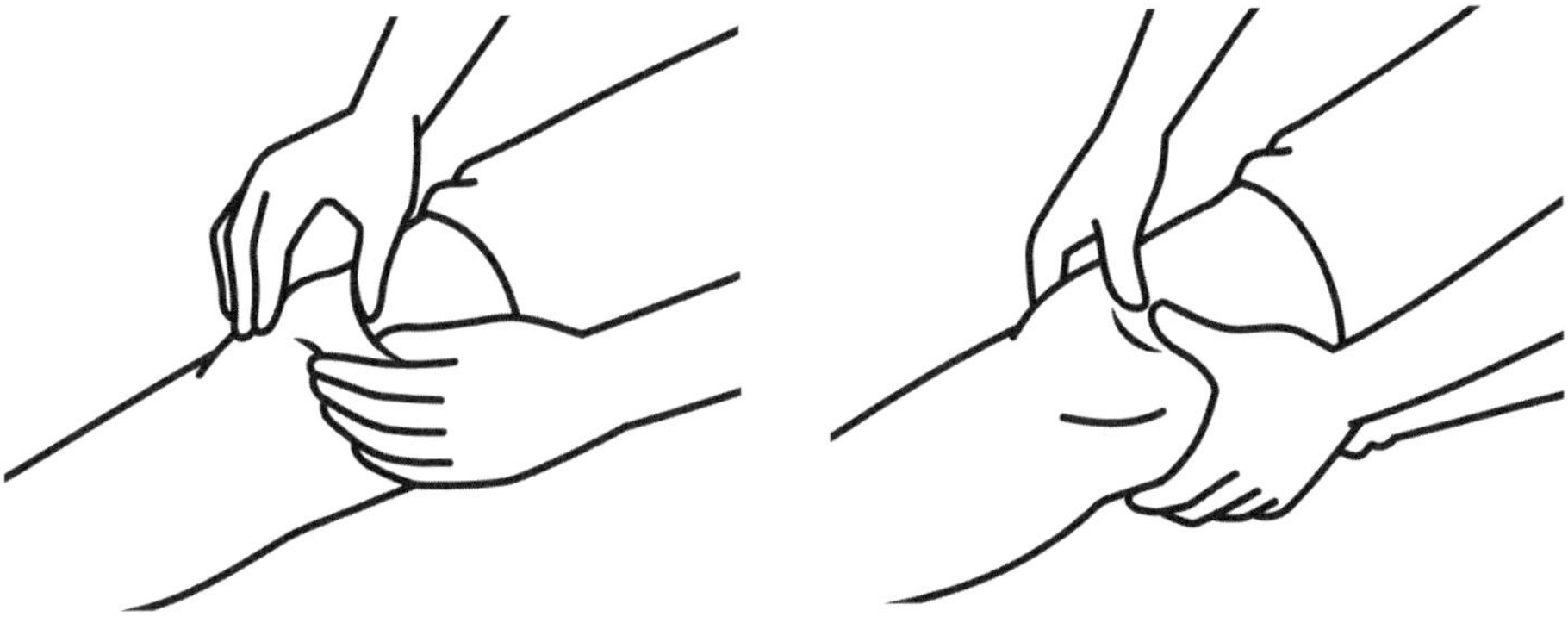

2 伸ばした脚のひざのお皿のまわりを指でもみほぐし、お皿を前後左右に動かしたりする。

痛みの種類と対処法

セルフケアだけでは対応できない痛みが起こることも想定しましょう。痛みには、アクシデントによって起こる「急性疼痛《とうつう》」と、特定の原因がないのに続く「慢性疼痛《とうつう》」があります（アクシデントから続く場合もあります）。急性疼痛《とうつう》の場合は、すぐに整形外科へ行きましょう。慢性疼痛《とうつう》であれば、すぐに整形外科に行く必要はありませんが、原因が判明すれば対処法もわかるので、一度受診することをおすすめします。

一方で、運動によって生じる筋肉痛はまったく問題ありません。体が強くなっているサインなので、十分な栄養と休養を心がけましょう。続けると、筋肉痛も軽くなります。痛み以外には、特に手足などのしびれに注意します。しびれは神経の圧迫によって起こるため、放置せずに整形外科を受診してください。

急性の痛みがある場合の対応

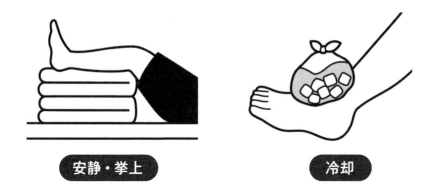

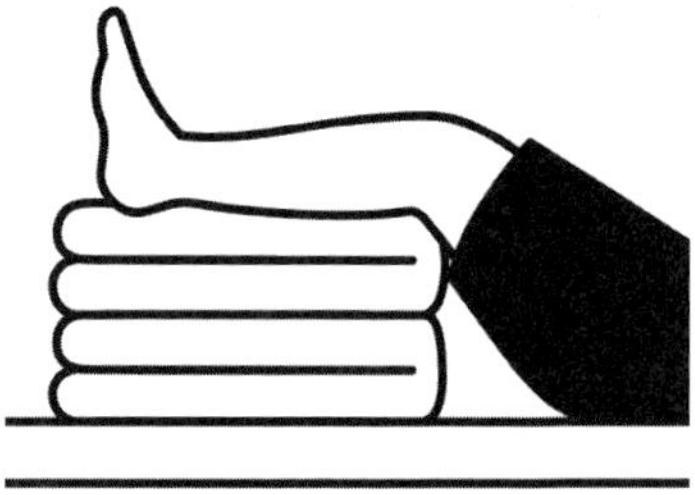

安静・挙上

冷却

トレーニング中であれば即座に中断して安静に。患部を冷やしながら病院へ行く（凍傷を防ぐため、冷却は患部の感覚が鈍くなってきたらやめる）。この状態では湿布はほぼ意味がないので使用しない。また、腫れがひどくならないよう、患部はなるべく心臓より高い位置に置いて安静にする。

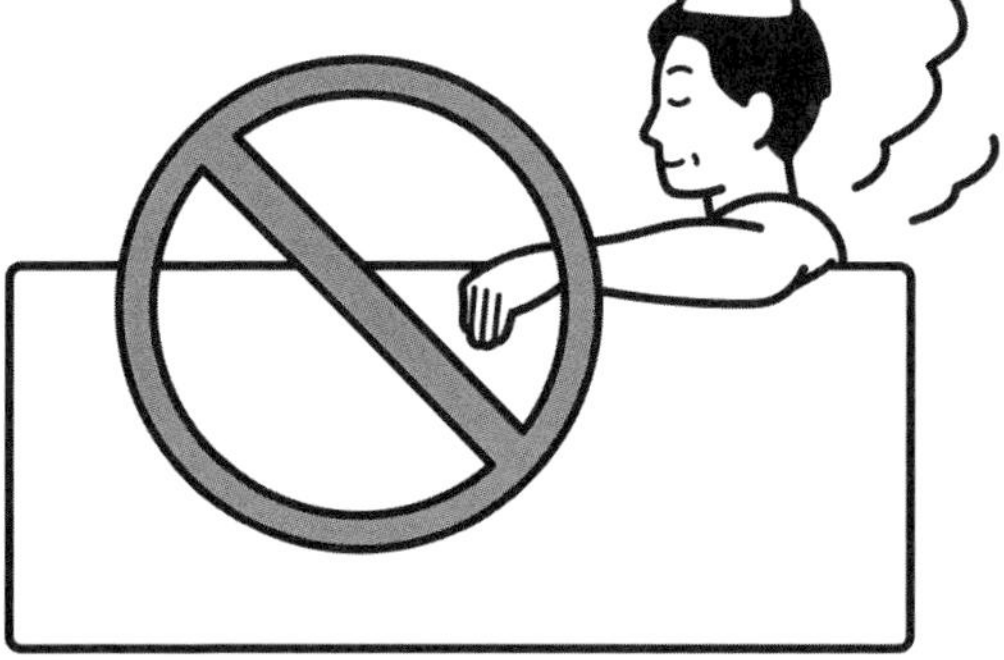

患部を温めないように、その日は湯船に浸かることは控える。

コラム❸

飲酒は健康を害する?

	ビール	チューハイ	日本酒	ワイン	ウイスキー	焼酎
アルコール濃度	**5**%	**7**%	**15**%	**12**%	**43**%	**25**%
適正飲酒量	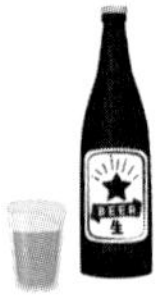 中瓶1本 **500**ml	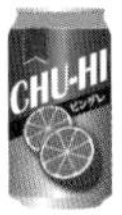 **350**ml	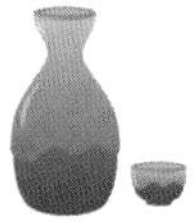 1合 **180**ml	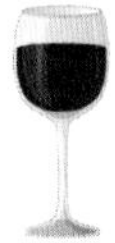 グラス2杯弱 **200**ml	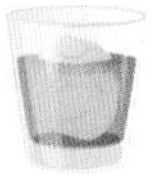 ダブル1杯 **60**ml	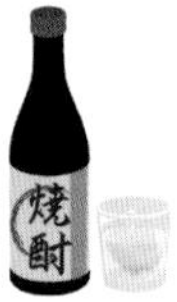 **100**ml
エネルギー	**200**kcal	**212**kcal	**200**kcal	**146**kcal	**142**kcal	**146**kcal

お酒を飲むことは、少なからず肝臓の負担になりますし、睡眠の質も下げるので、体にいいことは何もありません。お酒に弱い人であればなおさら、体にとって悪影響しかありません。また、激しい運動や筋トレでも肝臓に負担をかけることを、知っておいてください。

ただし、飲酒が心にいい影響を与える可能性はあります。体にとってはストレスでも、心にプラスになるのであれば、無下にダメとはいえません。そこはうまく付き合ってほしいと思います。ただし、体への負担を考慮して、飲酒と筋トレの間は時間を空ける、トレーニングをしない日に飲むなど、工夫してくださいね。

第4章

食事と睡眠で健康をつくる

「運動」「食事」「睡眠」が健康の三本柱

運動とは、体を動かすこと。食事とは、運動で使った体を回復させる材料を入れること。睡眠とは、体全体をつねに制御する神経を休ませ、ホルモンを分泌させて回復をうながすこと。一つでも欠ければ体は成長しません。20代以降はそれぞれの質をできるだけ高め、三つのバランスをとらなければなりません。いい運動をして、いいごはんを食べて、いい睡眠をとる。これが体を変える唯一の作業であり、健康を獲得する方法です。

三拍子そろえば最強ですが、特に、食事と睡眠は普通に生きていく上でも欠かせません。いきなり運動を始めると、かえってストレスになりやすいもの。ですから、運動を始める前に、まずは食事と睡眠を正すことが大切なのです。これも体を変える立派な行為です。

健康づくりのための三本柱

運動で使われた体を回復させ、強くつくりなおす材料を入れる。運動することで、筋細胞への栄養素取り込みを促進する。栄養バランスや食べるタイミングの工夫で、筋肉の成長がうながされる。

体のすべてを制御する脳を中心とする神経系を休めせて回復させる。また、ホルモン分泌によって筋肉など全身の臓器を回復させ、強くする。

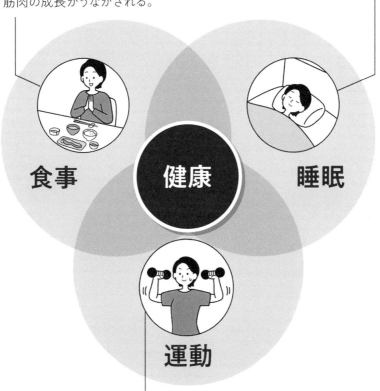

運動が筋肉を強くし、健康を保つ好循環の起点となる。
運動による適度な疲労が、食欲を引き出し、良質な睡眠を生む。

脳を休ませられるのは睡眠だけ。いい睡眠で脳を回復

私たちは、起きているときはつねに脳を働かせています。唯一、寝ている時間だけは情報が遮断され、脳を休めることができます。睡眠不足だとボーッとしてしまうのは、脳が疲れているからです。また、脳には心臓や血管をはじめとする内臓をコントロールする働きもあるため、脳を休ませなければ、さまざまな病気のリスクを高めることにもつながります。とはいえ、睡眠時も呼吸をしているので、脳は完全に休まってはいません。

睡眠に求められるのは、できるだけ脳の活動レベルを下げることです。起きているときを100、通常の睡眠時を10としたら、それを5まで下げられるようにすること。そして、その状態をできるだけ長く続けることです。睡眠時に脳をいかに休ませられるかは、睡眠の質と量にかかっているのです。

脳疲労チェックリスト（矢澤一良）

- □ 食事が美味しくないと感じることが多くある
- □ 夜中に目が覚めやすい
- □ 便秘がちである
- □ 集中力が続かない
- □ 判断力が最近低下したと感じる
- □ 物忘れが多い
- □ 考えがまとまりにくい
- □ 身体を使わないのに疲れを感じる
- □ 無気力になることがある
- □ いつもイライラしている
- □ 気持ちが沈んで暗い気分になる
- □ 何もないのに不安に感じることが多い

【目安】

1～3個
脳疲労レベル低

4～7個
脳疲労レベル中

8個以上
脳疲労レベル高

睡眠負債と脳疲労との関係（ネイチャーラボ，2018より改変）

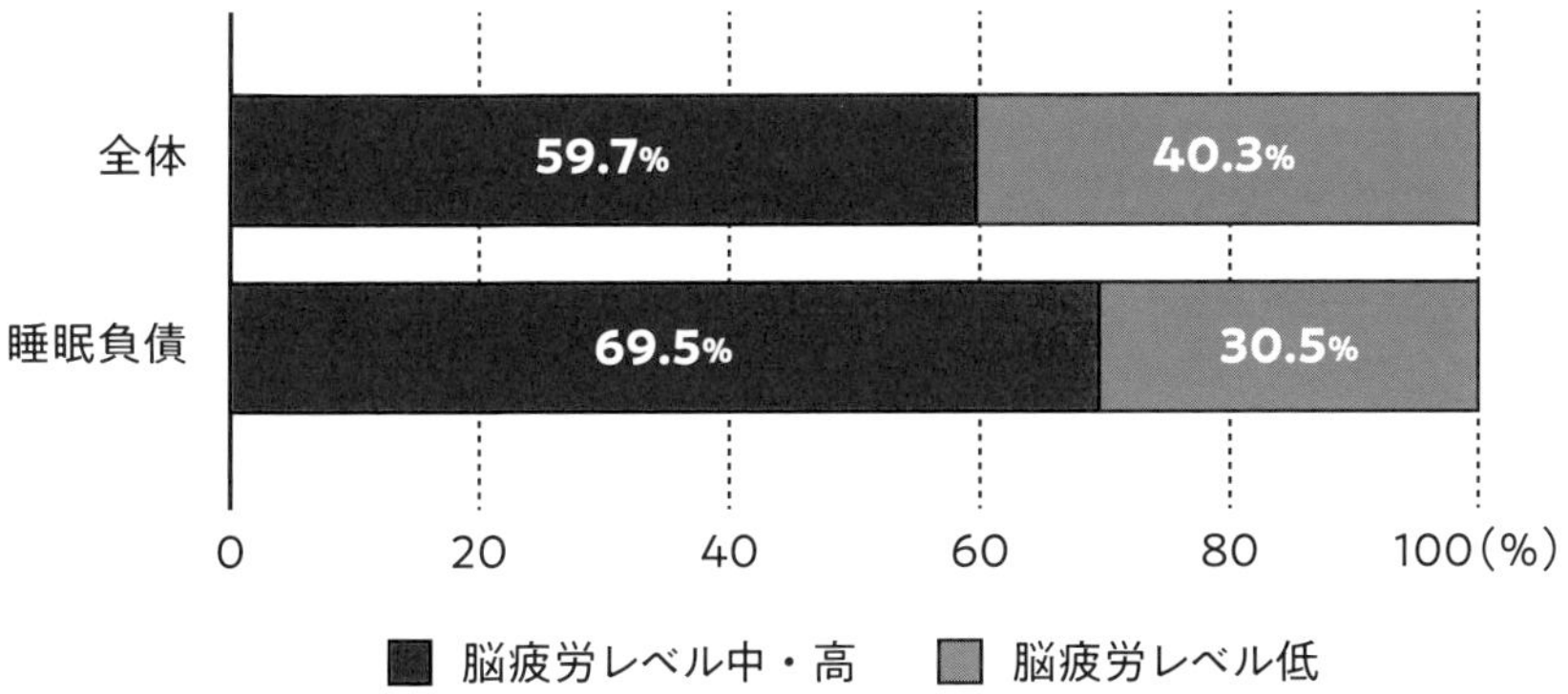

睡眠負債リスクを抱える人（1年間の平均睡眠時間：5時間未満）では、脳疲労レベル中・高の人の割合が約70%と多かった。睡眠不足が脳疲労に影響を与えていると考えられる。

年をとれば誰もが早寝早起きになる。気にしすぎない精神

年をとると早寝早起きになるのは、体内時計の加齢変化によるものです。眠くなったら布団に入り、朝に目が覚めたら生活行動を開始する。極めて自然なことです。二度寝ができるならする。できないなら、布団から出て朝の時間を有意義に使ったほうがよいでしょう。

健康な高齢者でも、若い頃に比べて睡眠が浅くなります。睡眠時間が短くなるだけでなく、深いノンレム睡眠が減るのです。したがって、睡眠の質（深さ）と量（時間）を気にしすぎて、うまくいかないときに過度に不安になる必要はありません。どうしても夜に長く眠れないなら、昼寝を活用してもよいでしょう。翌日に自分のパフォーマンスが高まるような、自分にとってしっかり眠れる生活スタイルをゆっくりと探していきましょう。

若年者と高齢者の睡眠の比較（厚生労働省『e- ヘルスネット』）

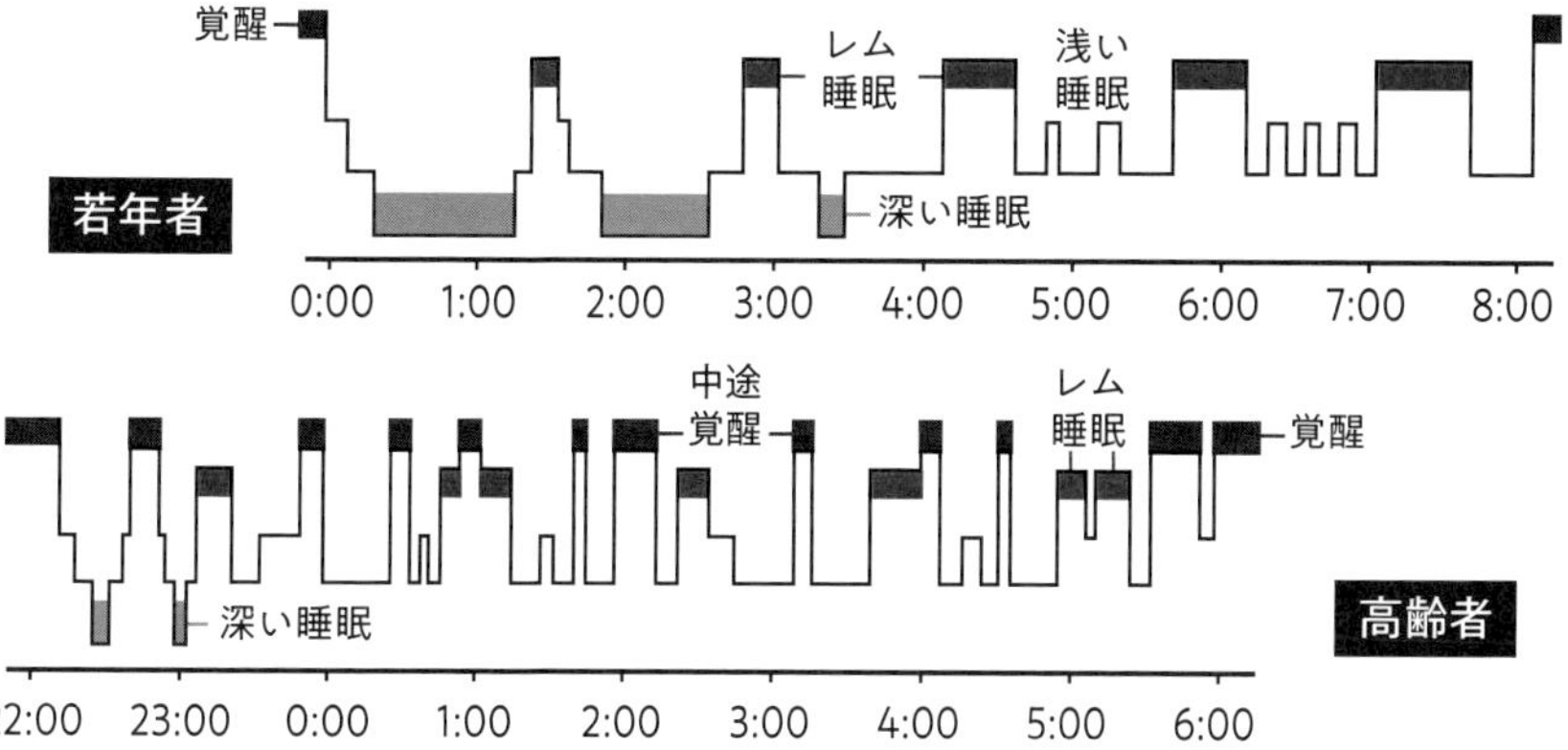

加齢にともない、生体機能リズムが前倒しになる。
睡眠だけではなく血圧・体温・ホルモン分泌など、
睡眠を支える多くの機能も同様。

年代ごとの睡眠時間（厚生労働省『e- ヘルスネット』より改変）

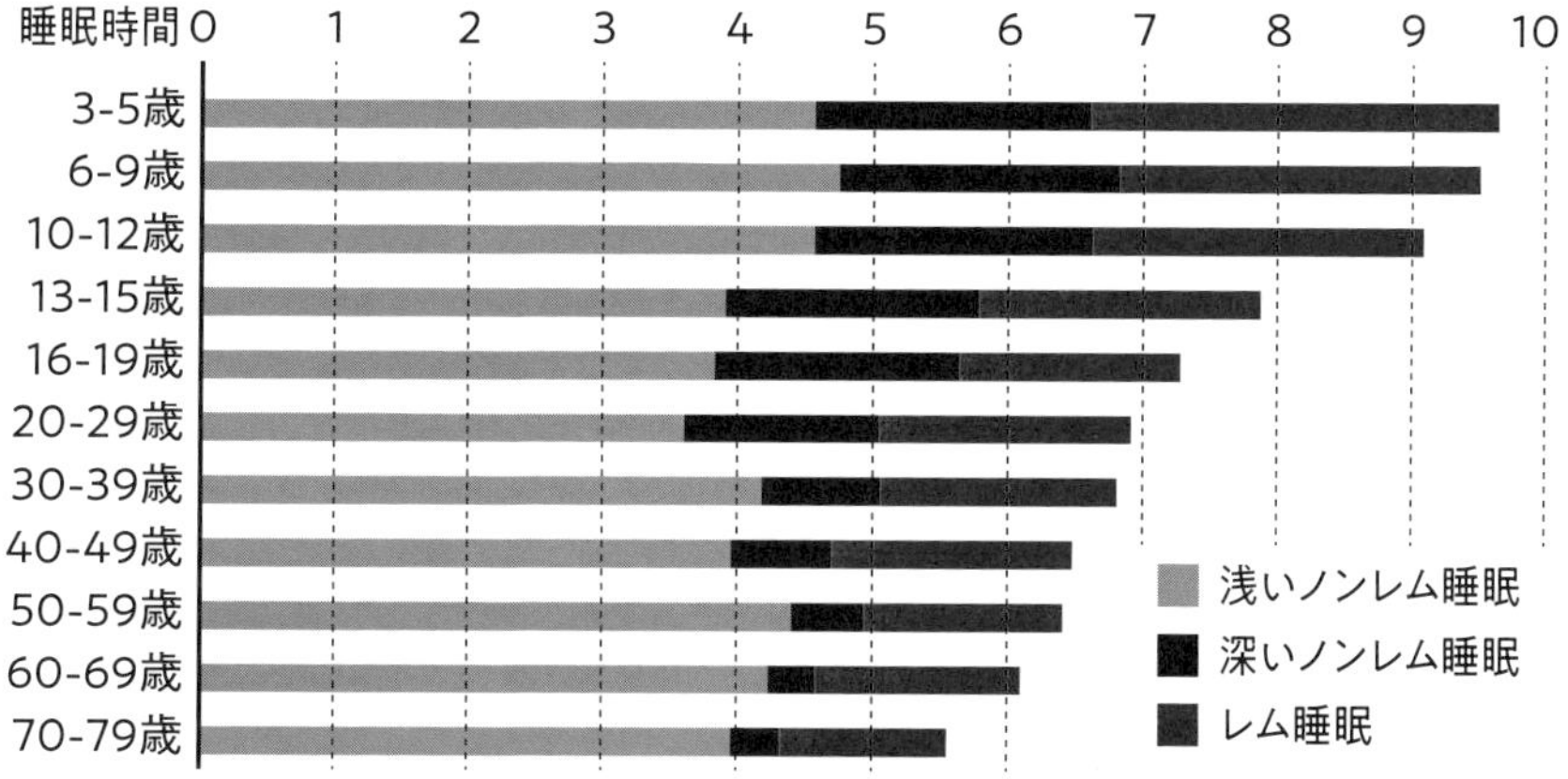

年をとると睡眠時間が短くなるだけでなく、深いノンレム睡眠が減る。

いい睡眠は「時間」と「質」。まずは「時間」から

睡眠で考えるべきなのは「時間」と「質」です。長く眠ればそれだけ脳も休めます。さらに、より深く眠れたほうがよいということになります。

まずやるべきことは、睡眠時間の確保。8時間寝たいのに、6時間しか寝られていない人は、あと2時間長く布団に入っていようと決めてください。生活をコントロールしてその2時間を捻出するだけです。そのあとに、睡眠の質を高める努力をするのがステップとしておすすめです。

また、睡眠の深さは90分サイクルで変動します。深い睡眠と浅い睡眠が交互に起こるのですが、睡眠時間が短いと、深い睡眠に達する回数は少なくなります。睡眠時間を確保することは、睡眠の深さ＝質を確保することにもなるのです。

睡眠の質を高めるための工夫

●寝る直前の食事は避ける

就寝の2~3時間前には食事を終える。また、油っこいものは消化・吸収に時間がかかるため、就寝の2~3時間前でも減らしたほうがよい。

●寝る直前に熱い風呂に入らない

熱い風呂に入ると脳は興奮状態になり、風呂あがりは寝つきが悪くなる。風呂からあがってすぐに寝たいなら、ぬるま湯にして体を温めすぎないこと。温かい湯につかりたいなら寝る1~2時間前までに入浴する。

●夕方以降の水分摂取量に注意

夜中にトイレで目が覚めない水分量や飲水タイミングを把握したい。運動中は水分をしっかりとりたいので、運動は午前中にするのもよい。寝る前の激しい運動は寝つきにくくなる。

●環境温度

室温は汗をかかない温度に保つと脳が休まる。そのために寝るときにエアコンをつけっぱなしにしてもよいが、乾燥には注意。加湿器を使う、濡れたタオルを干すなどするとよい。また、関節を冷やさないようにする。

●寝具

枕や敷布団・マットレスは、体にフィットしないと関節に負担がかかり、睡眠が浅くなる。また、枕で気道の形が変わると、いびきの原因になり呼吸困難（睡眠時無呼吸症候群）につながる。オーダーメイド枕を作るとよい。いびきがひどい人は睡眠外来を受診し、強制的に空気を送り込む「CPAP（シーパップ）」をつけるのも一つの方法。

●光刺激を浴びない

寝る前は、テレビやパソコン、スマホを見ない。ブルーライトカット眼鏡の効果には検討の余地があるが、画面のまぶしさによる眼精疲労や脳の興奮を抑える可能性がある。

食事は自分の命をつくりなおす作業

食事は、体をつくる材料を取り込んで再構成する行為です。おなかが減っているから食べるのではなく、ほかの動植物の命をいただいて、自分の命をつくりなおす作業だと理解することが大切です。また、さまざまな栄養素が相互に関連しているので、不必要にたくさん食べたり、特定の要素だけを避けたりすることはやめましょう。

また、空腹だとシンプルなものでもおいしいと感じるのは、栄養素を欲しているからです。裏を返せば、おなかが減っていなければ、そのおいしさはわかりません。必要な栄養素は味つけをしなくてもおいしいものです。そして、おいしいと思えば「また食べたい」という循環が生まれます。そのためには、運動を起点にシンプルなものをおいしく感じられる好循環が重要です。

肥満指数（BMI）と死亡リスク（国立がん研究センター，2011より改変）

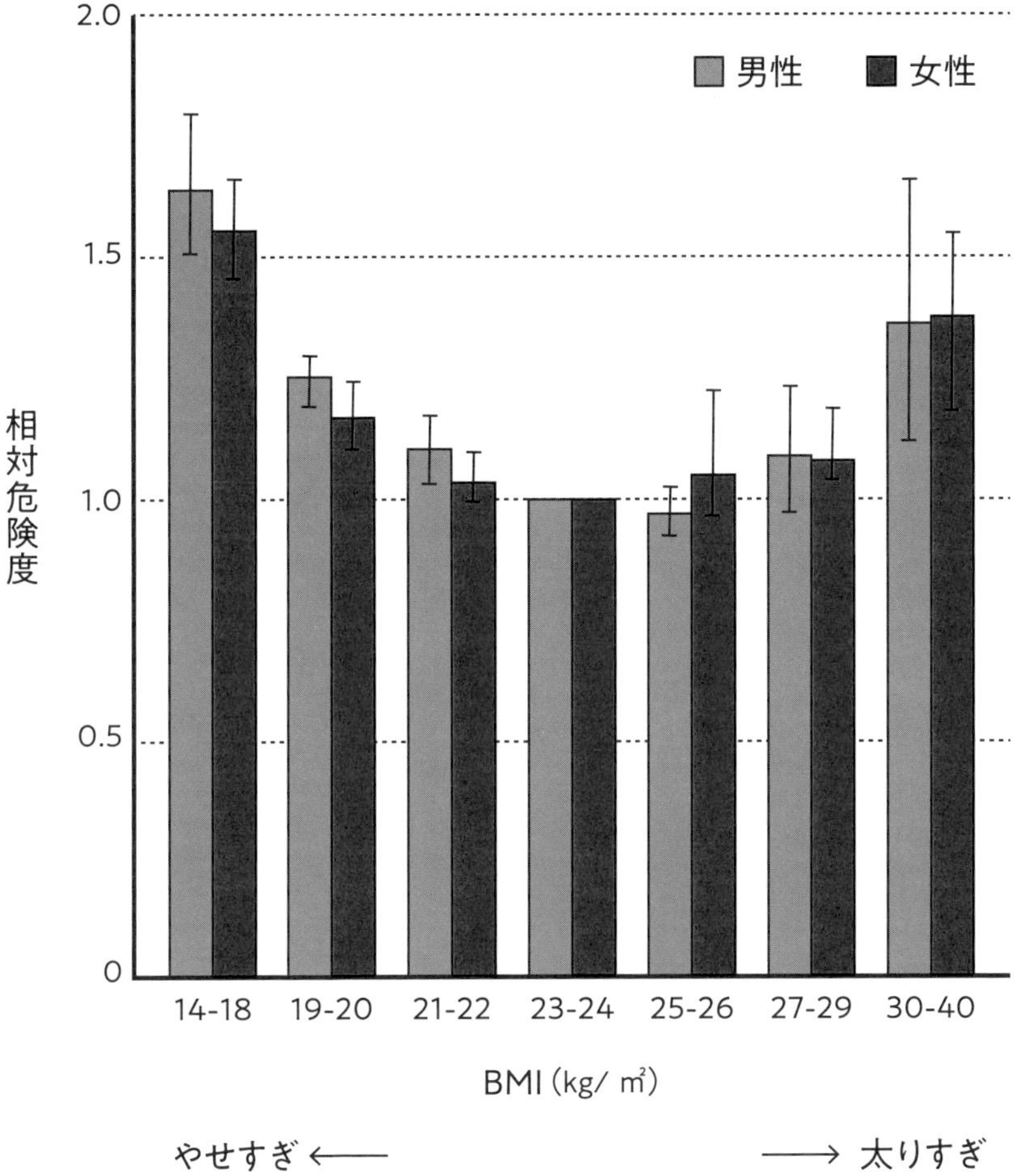

肥満の人が、がん、心筋梗塞、糖尿病にかかるリスクが高いのはよく知られているが、太りすぎと同様にやせすぎにも注意が必要。

運動で食欲スイッチをオン。食べ慣れたものを食べよう

近年は高齢者の低栄養状態が問題視されています。低栄養状態になると、サルコペニアを加速させる恐れがあります。サルコペニアを予防するために、本書では筋トレを推奨しています。筋トレ効果を高めるために、多くの方が適切な栄養摂取を意識していると思いますが、エネルギーを使ういい筋トレをしなければ筋肉はつきません。まずはしっかり食べましょう。筋トレをすることでおなかが空けば、食事も進みます。運動と組み合わせて食べる量を増やしていけるとよいでしょう。

特別なものを食べる必要はありません。日頃から食べ慣れているものを、より意識的に摂取します。また、内臓機能に負担をかけないよう、よく噛んで食べ、過度な脂質やタンパク質の摂取は避けましょう。

高齢者の代表的な低栄養の要因（厚生労働省）

1. 社会的要因
独居
介護力不足・ネグレクト
孤独感
貧困

2. 精神的心理的要因
認知機能障害
うつ
誤嚥・窒息の恐怖

3. 加齢の関与
嗅覚、味覚障害
食欲低下

4. 疾病要因
臓器不全
炎症・悪性腫瘍
疼痛
義歯など口腔内の問題
薬物副作用
咀嚼・嚥下障害
日常生活動作障害
消化管の問題（下痢・便秘）

5. その他
不適切な食形態の問題
栄養に関する誤認識
医療者の誤った指導

低栄養傾向の者の割合（65歳以上、性・年齢階級別）（厚生労働省「令和元年 国民健康・栄養調査結果の概要」より改変）

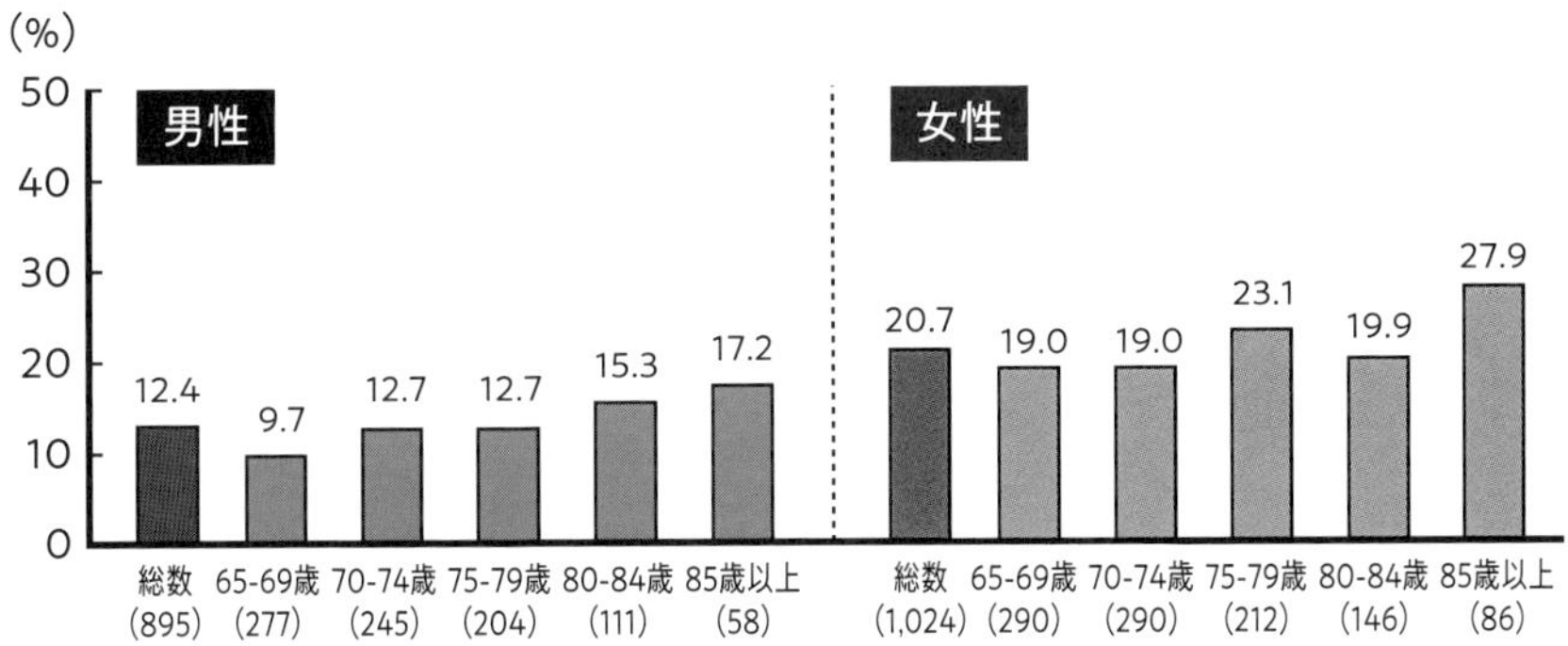

年をとるにつれて、低栄養傾向の者の割合が増えてくることがわかる。

命の主原料、タンパク質は毎食とる

高齢になるとタンパク質の合成反応が弱まるため、筋肉をつけるときには若者よりもタンパク質を多くとらなければならないことがわかっています。肉やプロテインを思い浮かべる方がいるかもしれませんが、魚や大豆、乳製品など、ふだんからとっているタンパク質を少し多めにとれば大丈夫です。1食でとりきれなければ、食事の回数を増やすのもよいでしょう。

体はつねにつくり変わっているため、つねに栄養素を欲しています。1日単位ではなく、毎食しっかりとタンパク質がとれているかを考えましょう。朝や昼は簡単な食事になりやすく、タンパク質が不足しがちです。質素でもタンパク質をとれる工夫が重要です。味噌汁に豆腐を多めに入れる、納豆やヨーグルトを食べるなど、毎食のタンパク質摂取をクリアしていきましょう。

日本人のタンパク質摂取量（1日あたり）の推移

（厚生省、厚生労働省「国民栄養の現状」1947-1993,「国民栄養調査」1994-2002,「国民健康・栄養調査」2003-2019）

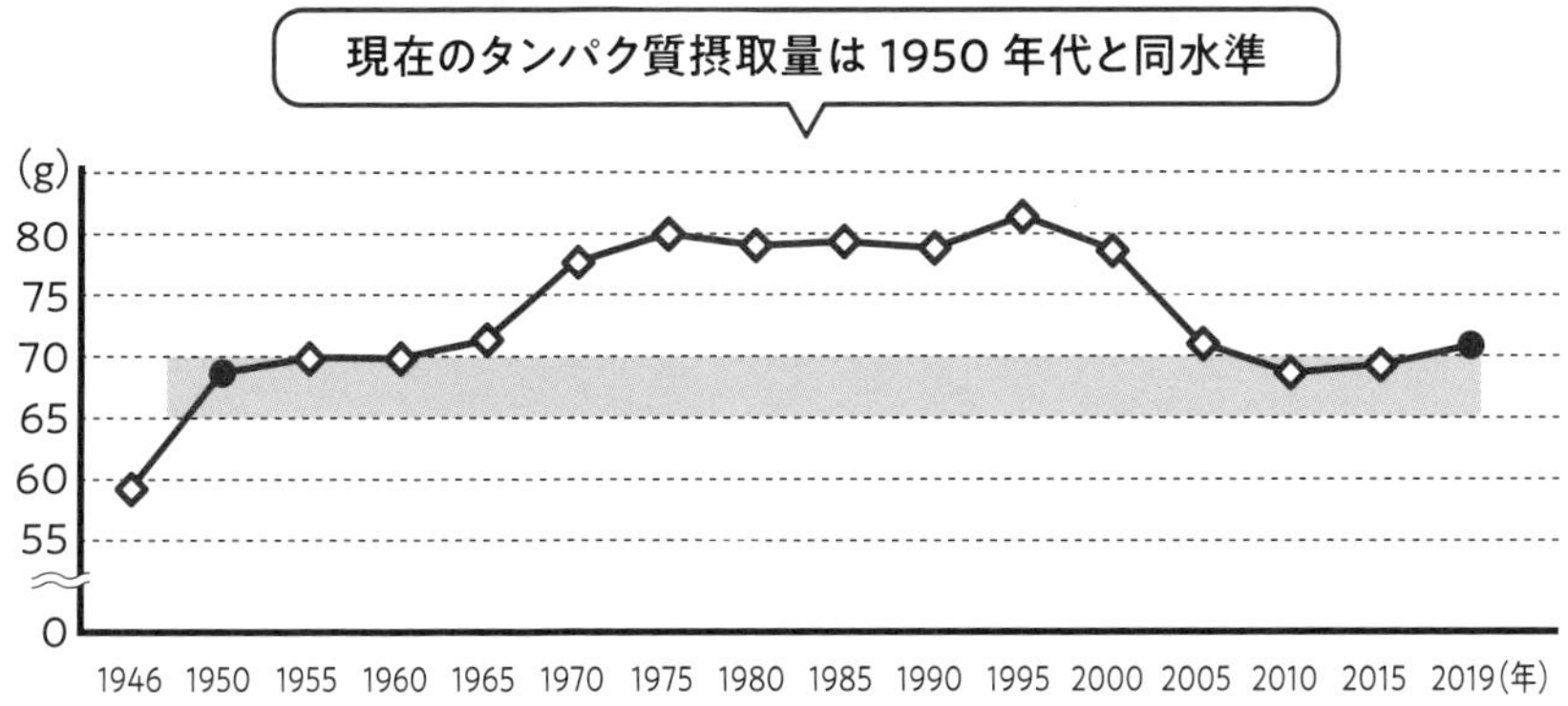

身体活動レベル別に見たタンパク質の目標量（g/日）

（厚生労働省「日本人の食事摂取基準（2020年版）」より改変）

	男性			女性		
身体活動レベル	Ⅰ	Ⅱ	Ⅲ	Ⅰ	Ⅱ	Ⅲ
12～14（歳）	75～115	85～130	94～145	68～105	78～120	86～133
15～17（歳）	81～125	91～140	102～158	67～103	75～115	83～128
18～29（歳）	75～115	86～133	99～153	57～88	65～100	75～115
30～49（歳）	75～115	88～135	99～153	57～88	67～103	76～118
50～64（歳）	77～110	91～130	103～148	58～83	68～98	79～113
65～74（歳）	77～103	90～120	103～138	58～78	69～93	79～105
75以上（歳）	68～90	79～105	―	53～70	62～83	―

【身体活動レベル】

Ⅰ…生活の大部分が座っている状態

Ⅱ…座位中心だが、立位での作業・接客、あるいは通勤・買物・家事、軽いスポーツなどのいずれかを含む

Ⅲ…移動や立位の多い仕事、あるいはスポーツなど余暇における活発な運動習慣を持っている

命の主原料2、良質な脂質を摂取する

とりすぎは禁物ですが、高齢者の場合は脂質過多になっているケースは少ないと考えられます。したがって脂質に関しては、不足しがちな良質な脂質を意識的に摂取する、と考えることがおすすめです。

一つはオメガ3脂肪酸。体では合成できない必須脂肪酸で、体の機能を正常に保つために必要です。代表的なものに、青魚に含まれるＤＨＡやＥＰＡがあります。青魚はタンパク質不足の改善にも有効です。小腹が空いたら、クルミなどもよいでしょう。アマニ油やえごま油にポン酢や塩コショウを加えたドレッシングを作るのもおすすめです。もう一つは中鎖脂肪酸、ＭＣＴオイルを活用しましょう。口当たりがよく、腹持ちもいい上に体脂肪になりにくい油です。太りやすいと気になる方には特におすすめです。

脂質の摂取量（中央値）（厚生労働省「平成28年国民健康・栄養調査」より改変）

	男性		女性	
年齢	（g/日）	（%エネルギー）	（g/日）	（%エネルギー）
12〜14（歳）	72.5	27.9	61.2	28.7
15〜17（歳）	78.4	27.5	59.7	30.5
18〜29（歳）	63.9	28.1	52.2	30.3
30〜49（歳）	61.7	27.2	53.7	29.1
50〜64（歳）	61.1	25.9	53.5	28.4
65〜74（歳）	55.3	24.8	51.0	26.8
75以上（歳）	50.0	23.8	43.5	25.2

脂質は、若い頃と比べて、量も、食事から摂取するエネルギーの割合としても減ってくる。太りやすい人や太っていて体脂肪を減らしたい人以外は、不足しがちな脂質を意識的に摂取するとよい。

脂質の種類

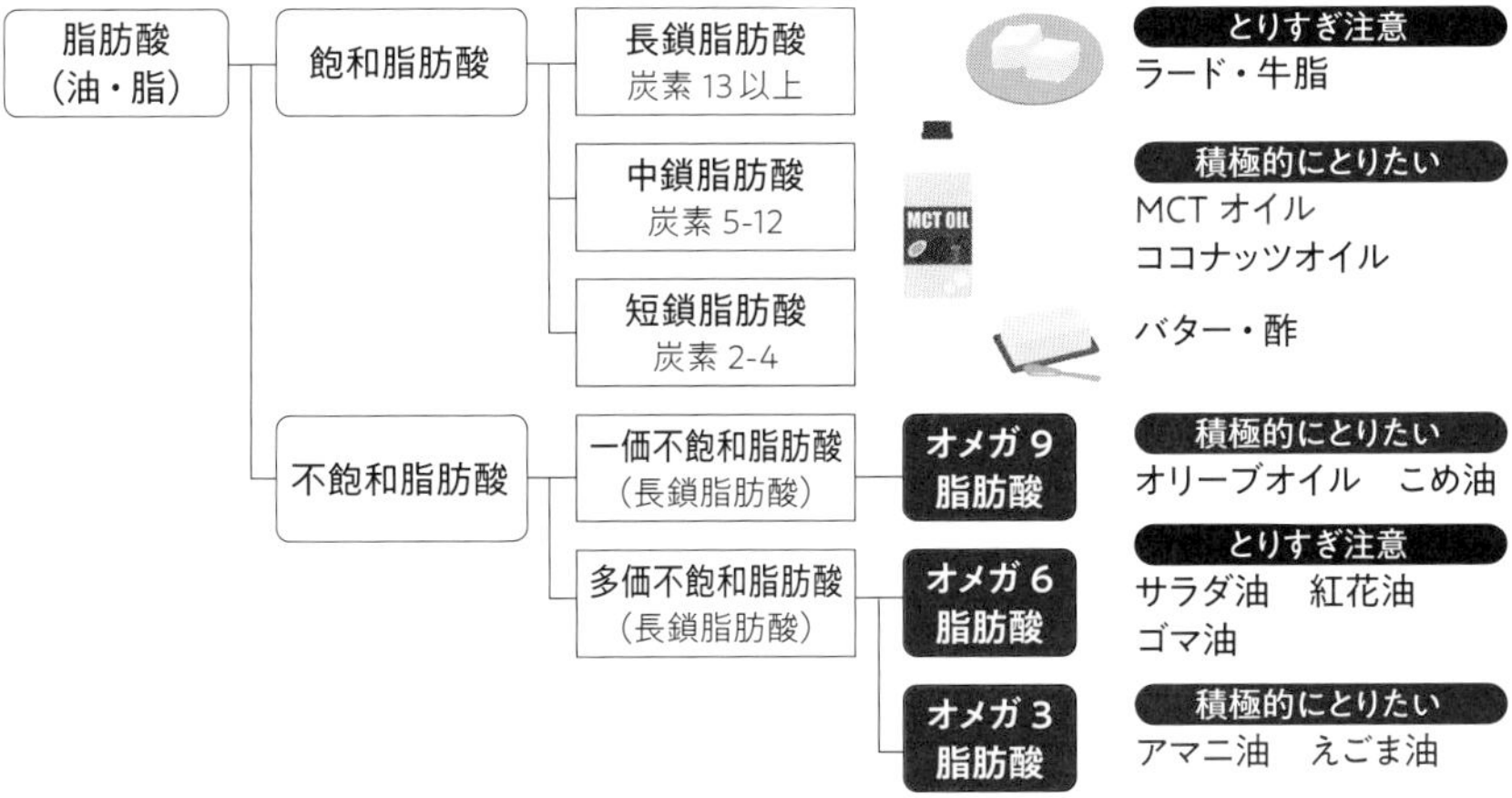

オメガ3脂肪酸や中鎖脂肪酸を積極的にとりたいが、一方でラードや牛脂などの長鎖脂肪酸や、サラダ油などのオメガ6脂肪酸は、一般的な食事からとりやすいので過多に注意。

いいことずくめの食物繊維。腸内環境は健康の鍵

食物繊維は、１日あたりの必要量に対して、全年代で摂取量が足りていません。野菜を十分に食べていても、それだけでは足りないのです。白米は玄米や麦飯に、パンやパスタは全粒粉のものに、うどんよりもそばにするなど、**食物繊維が多く含まれるものを選んで炭水化物を摂取しましょう。**

食物繊維は不溶性と水溶性に分けられます。前者は便通改善や腸の蠕動《ぜんどう》促進に役立ちます。後者は便通改善効果に加え、腸内細菌によって発酵されるので、腸内環境の改善に働きます。また、食べても太りにくく、血糖値の上昇・下降が緩やかになります。次の食事でも続くのでセカンドミール効果とも呼ばれ、空腹感を抑えられます。繊維は噛み切ることが難しいので、よく噛む習慣も身につくなど、メリットの多い食材です。

食物繊維の摂取目標と年代別摂取量

（厚生労働省「平成29年国民健康・栄養調査」「日本人の食事摂取基準（2020年版）」

1日の摂取目標量　　**日本人の年代別食物繊維平均摂取量（1日あたり）**

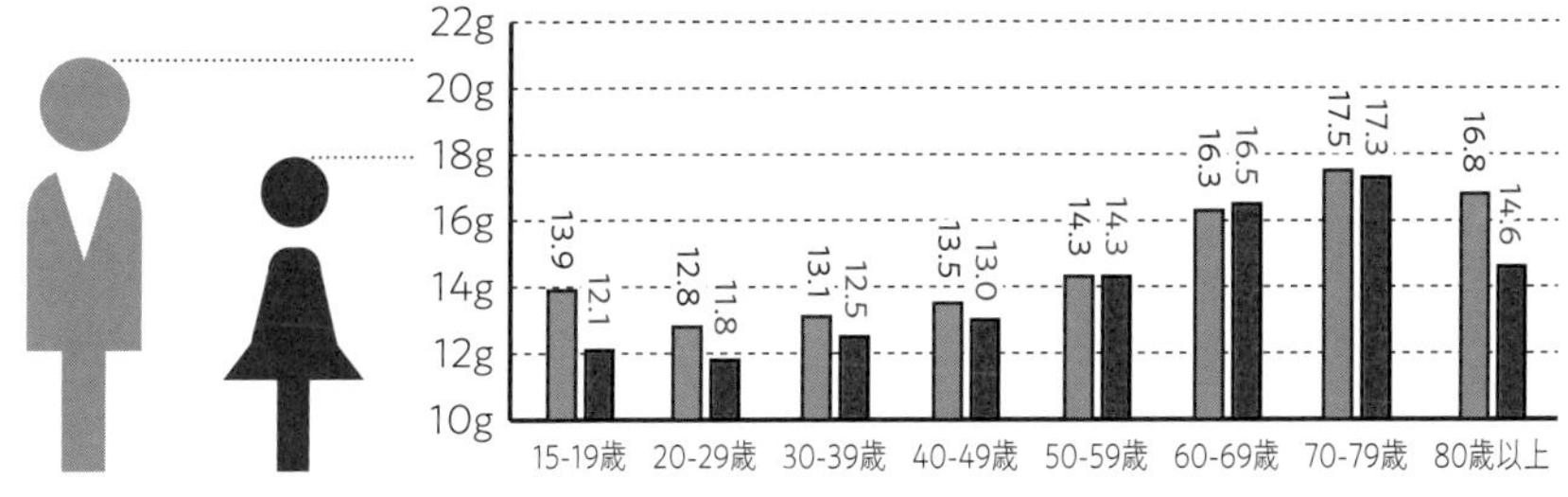

男性21g　女性18g

男性　女性

食物繊維を多く含む食品

不溶性食物繊維
を多く含む食品

便通改善
腸の蠕動促進

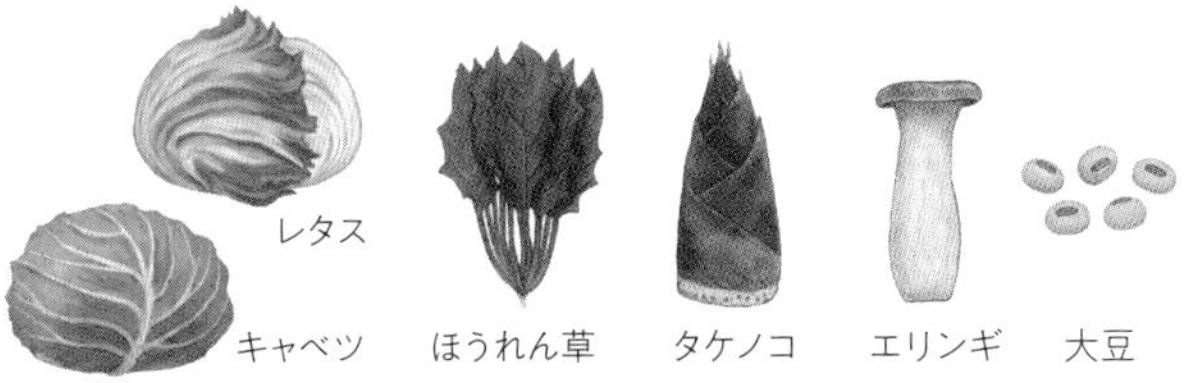

水溶性食物繊維
を多く含む食品

便をやわらかくする
便を滑りやすくする

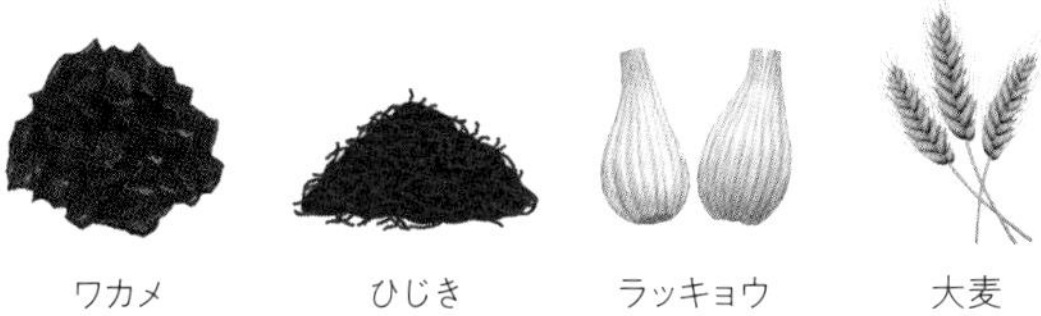

不溶性・水溶性
両方の食物繊維を
多く含む食品

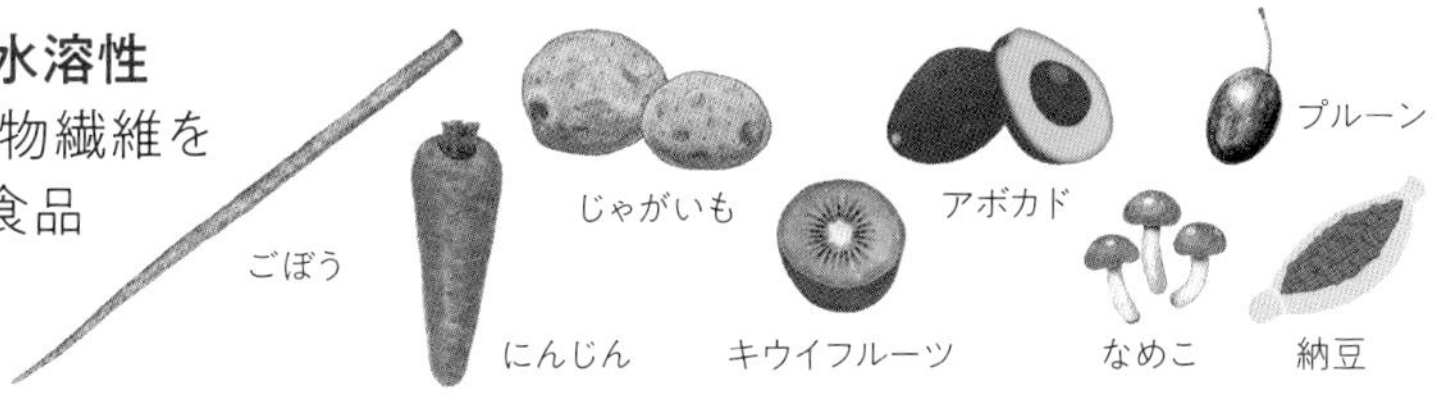

バランスのよい食事を心がける

タンパク質、脂質、食物繊維を上手に摂取するための食事のポイントを押さえておきましょう。

［タンパク質］

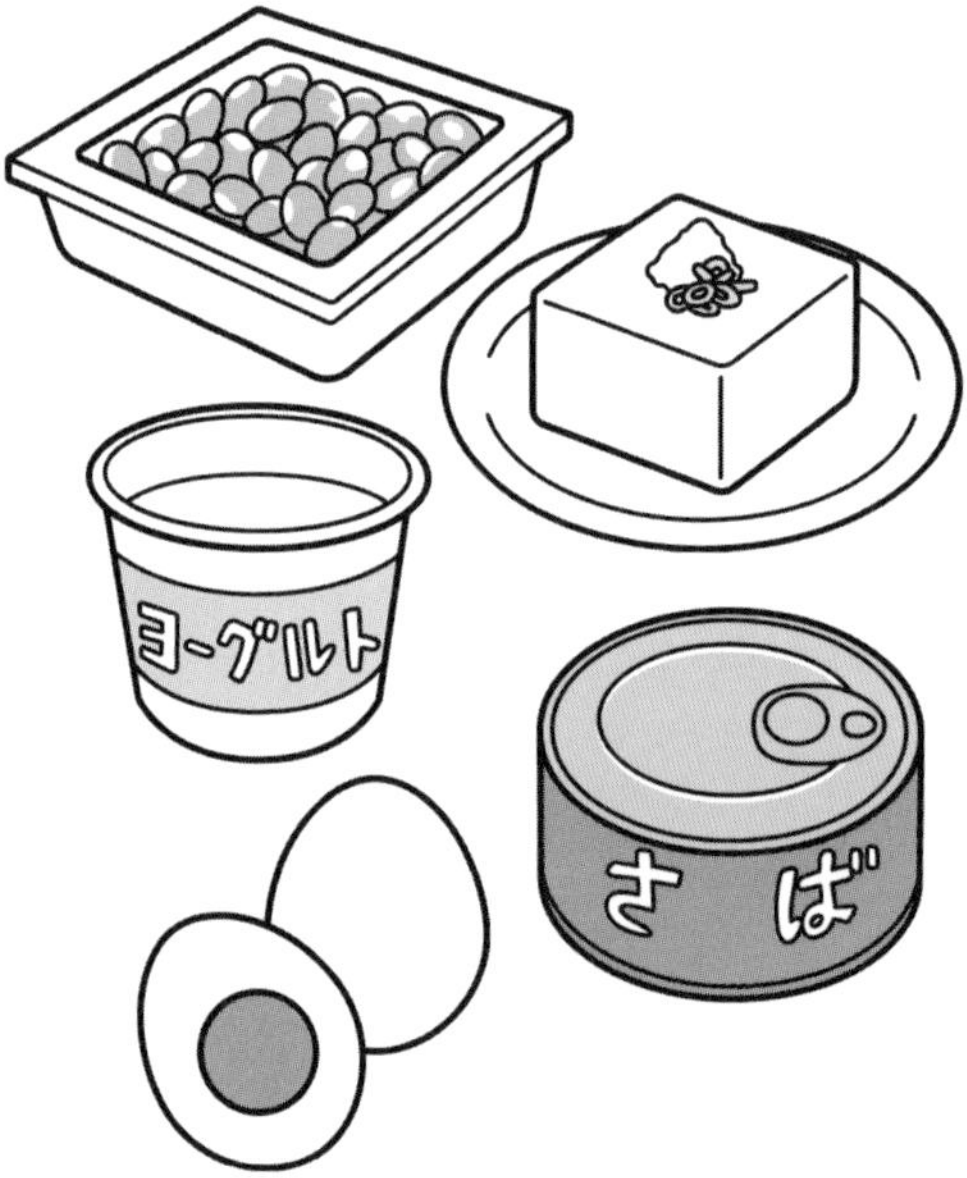

いつもの食事にプラスするなら、納豆や豆腐、卵、サバ缶などが簡単です。納豆や豆腐で植物性タンパク質が、卵やサバ缶で動物性タンパク質が摂取できます。また、卵の黄身やサバには重要な栄養素である脂質も含まれています。

あるいは、ヨーグルトを1個つけるだけでもよいでしょう。ギリシャヨーグルトは高タンパクなのでおすすめです。

［脂質］

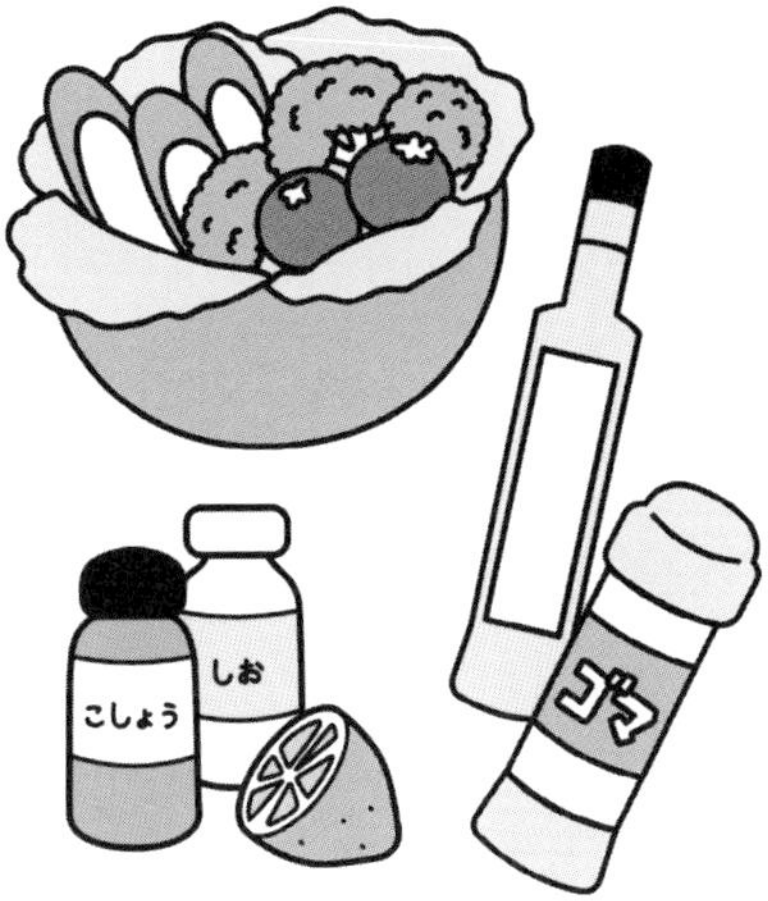

良質な脂質であるオメガ3脂肪酸や中鎖脂肪酸を積極的にとり、卵や魚などの食材に含まれる脂質を食べるようにします。その分、調理用の油を減らして全体の量を調節します。サラダにかけるドレッシングで油をとりすぎている人は、塩胡椒やレモンをかけて食べるようにするとよいです。122〜123ページでも触れたように、MCTオイル＋ポン酢や醤油をかければ、油の口当たりのよさは残しつつ、良質な脂質をとれます。

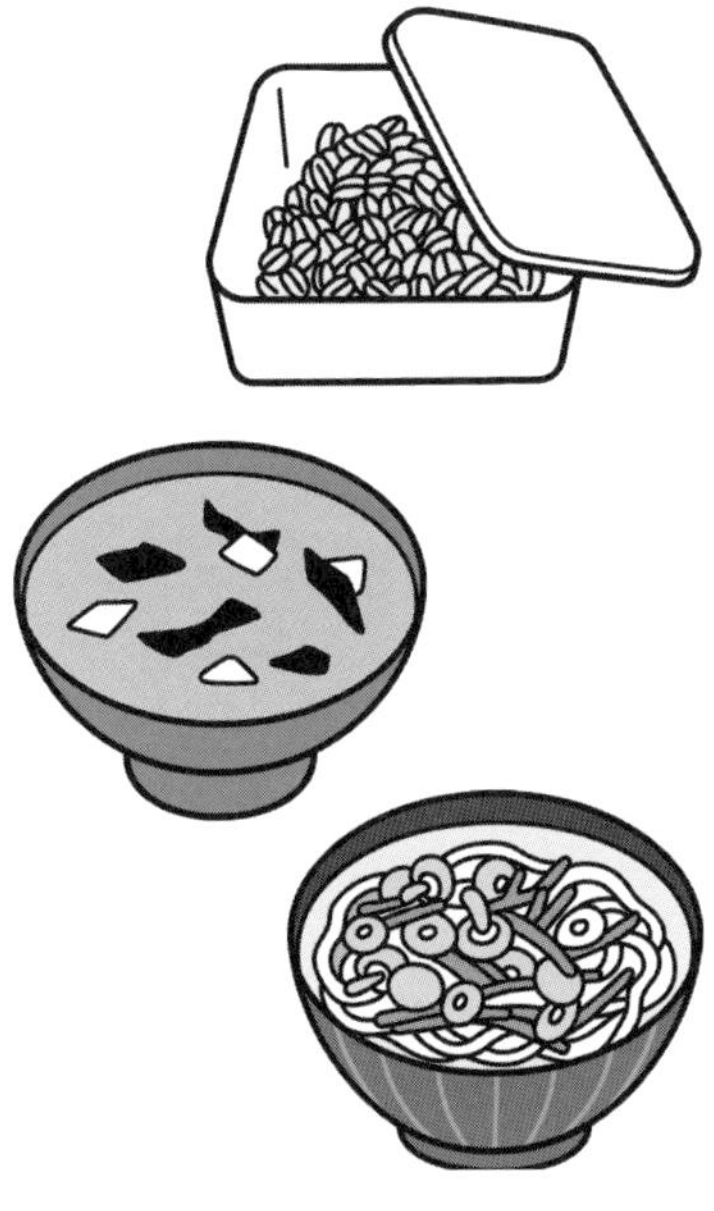

［食物繊維］

白米などの精製穀物よりも、全粒穀物を選びます。イチオシはスーパー大麦。まとめてゆでて小分け容器に入れ、チルド室で保存しておきます。スプーンで削って小鉢に盛り、食事の最初によく噛んで食べましょう。咀嚼と食物繊維の確保により、過度な食欲や急激な血糖値の上昇を抑えることもできます。

また、味噌汁にワカメやきのこ類を入れたり、うどんやそばに山菜をトッピングするのもよいです。

著者

岡田隆　おかだ たかし

1980年、愛知県出身。日本体育大学卒業。日本体育大学大学院修了。東京大学大学院単位取得満期退学。日本体育大学教授。博士(体育科学)。理学療法士。日本オリンピック委員会 科学サポート部門員。骨格筋評論家(バズーカ岡田)。子ども・高齢者・オリンピック選手への筋力トレーニング指導の経験に基づいた研究を行い、国際学会誌で発表。現役選手としては、IFBB世界男子ボディビル選手権(マスターズ40〜44歳70kg以下)で世界第3位に輝く。筋肉は何歳でも進化できることを証明し、年齢に応じたトレーニング方法を探求している。バズーカ岡田としてメディアへの出演も多数。著書は『除脂肪メソッド』(ベースボール・マガジン社)、『無敵の筋トレ食』(ポプラ社)、『世界一細かすぎる筋トレ図鑑』(小学館)など多数あり、著書累計は100万部を超える。YouTube「バズーカ岡田チャンネル」で情報発信中。

70歳からの人生を豊かにする

筋トレ

著　者　岡田　隆
発行者　高橋秀雄
発行所　**株式会社 高橋書店**
〒170-6014 東京都豊島区東池袋3-1-1 サンシャイン60 14階
電話　03-5957-7103

ISBN978-4-471-03265-4

定価はカバーに表示してあります。

本書の内容についてのご質問は「書名、質問事項(ページ、内容)、お客様のご連絡先」を明記のうえ、郵送、FAX、ホームページお問い合わせフォームから小社へお送りください。
回答にはお時間をいただく場合がございます。また、電話によるお問い合わせ、本書の内容を超えたご質問にはお答えできませんので、ご了承ください。本書に関する正誤等の情報は、小社ホームページもご参照ください。

【内容についての問い合わせ先】
書　面　〒170-6014 東京都豊島区東池袋3-1-1 サンシャイン60 14階　高橋書店編集部
F A X　03-5957-7079
メール　小社ホームページお問い合わせフォームから　(https://www.takahashishoten.co.jp/)

【不良品についての問い合わせ先】
ページの順序間違い・抜けなど物理的欠陥がございましたら、電話03-5957-7076へお問い合わせください。
ただし、古書店等で購入・入手された商品の交換には一切応じられません。